kritische frauen & gender Gesundheit

Myome gebärmuttererhaltend behandeln –
Ganzheitsmedizinische Entscheidungshilfe für Frauen,
die selbstbestimmt und informiert mitentscheiden wollen
Print 9783938580851
1. Auflage 2026
Debus, Gerlinde; Engelsing, Anja Maria; Pröll, Gabriele

DIAMETRIC VERLAG Jutta A. Wilke e. K.
Versbacher Str. 181, 97078 Würzburg/Deutschland
Fon: +49(0)931-7841230, info@diametric-verlag.de
(Angaben gemäß den Anforderungen der GPSR)

Illustrationen S. 14, 16, 18: Kathrin Feser, Veitshöchheim
Fotomaterial: Gerlinde Debus, München
Klientinnenbilder: Gabriele Pröll
Korrektorat: Carla Mönig, Lektorat & Korrektorat, 19339 Plattenburg
Druck: Franz X. Stückle Druck und Verlag e. K., Ettenheim

Wichtiger Hinweis:

Die im Buch veröffentlichten medizinischen Informationen und Empfehlungen wurden nicht von einer KI erstellt, sondern mit größter Sorgfalt von den Verfasserinnen und dem Verlag erarbeitet und geprüft. Eine Garantie kann jedoch nicht übernommen werden. Ebenso ist eine Haftung der Verfasserinnen bzw. des Verlags und seiner Beauftragten für Personen-, Sach- oder Vermögensschäden ausgeschlossen.

Bitte beachten Sie, dass alle im Text enthaltenen externen Links nur bis zum Zeitpunkt der Buchveröffentlichung eingesehen werden konnten.

Myome

kritische frauenGesundheit

gebärmuttererhaltend behandeln

VERLAG DIAMETRIC

In diesem Buch wird das generische Femininum verwendet. Bei der weiblichen Begriffsform von Personen und Berufsbezeichnungen sind alle Geschlechter mitgemeint.

frauen & gender

frauen & gender

Liebe Leserin, lieber Leser,

ab September 2026 tritt die „EmpCo-Richtlinie“ (EU-Richtlinie 2024/825) in Kraft, gemäß der nur noch Nachhaltigkeitssiegel zulässig sind, die auf einem Zertifizierungssystem basieren oder von staatlichen Stellen festgesetzt wurden. Die Angaben zu den ökologischen Eigenschaften dieser Buchproduktion sind deshalb unkenntlich gemacht.

DIAMETRIC VERLAG

INHALT

Wunderbarer Körper einer Frau
Geschmeidige Rundung der Hüften
duftig seidiges Haar
und ein Korallenmund
Samtige Haut
mit weichen Brüsten
schutzspendend und sanft
gebettet am ewigen Puls des Lebens
Waagrecht liegendes Schamdreieck
verlockend auf einem Hügel gelegen
Die Vagina
die Rosenblättrige
wie sie duftet
und wie viel Lust sie schenkt
Die Klitoris
Perle
der endlosen Ekstase
in den Venuslippen versteckt
Die Gebärmutter
der Kopf eines Stieres mit Hörnern
Der Zyklus
rhythmisch
wie die Jahreszeiten der Welt
Die Fähigkeit
Leben zu schenken
Der Bauch rundet sich
und sinkt tiefer zur Erde
Die Geburt
ehrfurchtgebietend
bahnt sich ein neuer Mensch seinen Weg
und die Brüste
werden zum Land
in dem Milch und Honig fließen
Wunderbarer Körper einer Frau

aus: Lili Stollowsky: Kostbare Grünbraunblau Gesprenkelte Sterne

MYOME UND MYOMBEDINGTE BESCHWERDEN

Professorin Dr. med. Gerlinde Debus

Die Gebärmutter – mehr als nur ein Reproduktionsorgan

Dass sich die Bedeutung der Gebärmutter nicht nur auf die Funktionen reiner Reproduktion reduzieren lässt, hat sich in den letzten Jahren auch als Einsicht in den medizinischen Fachkreisen etabliert. Kaum ein Gynäkologe oder eine Gynäkologin, die noch laut und offiziell das Gegenteil äußern würden.

Umso mehr verwundert es, dass im Qualitätssicherungsverfahren die Betrachtung von Gebärmutterentfernungen (Hysterektomien) ab dem Erfassungsjahr 2013 ausgesetzt wurde. Aufgrund der Bedeutung der Hysterektomie in der gynäkologischen Behandlung beauftragte der Gemeinsame Bundesausschuss (G-BA) im Jahr 2022 das Institut für Qualitätssicherung und Transparenz im Gesundheitswesen (IQTIG), eine Befragung von Patientinnen zum Thema Gebärmutterentfernung bei gutartigen (benignen) Erkrankungen zu entwickeln. Im Bundesqualitätsbericht 2024 sind dazu allerdings noch keine Erhebungen verzeichnet. Für die Myombehandlung werden 38 834 operative Eingriffe am Corpus uteri, dem oberen Teil der Gebärmutter, genannt.

Die letzten verfügbaren statistischen Erhebungen der damaligen Bundesgeschäftsstelle Qualitätssicherung (BQS) zur Hysterektomie stammen aus dem Jahr 2008: Demnach wurde 77 549 Patientinnen, die weder an einer Endometriose noch an einem Karzinom erkrankt waren, die Gebärmutter entfernt. Neue S3-Leitlinien zur Diagnostik und Therapie von gutartigen (benignen) Erkrankungen der Gebärmutter, wie z. B. Uterus myomatosus (ein durch mehrere Myome vergrößerter Uterus), Endometriose und Descensus uteri, die zum Zeitpunkt der Buchfertigstellung noch nicht abgeschlossen waren, sollten demnächst über den Link https://register.awmf.org/de/leitlinien/detail/015-093 einsehbar sein.

Zwar ist die Zahl der Hysterektomien rückläufig, aber angesichts der inzwischen vorhandenen organerhaltenden Behandlungsalternativen muss jede Gebärmutterentfernung ohne einen »harten« Grund nicht nur bei Myomen kritisch hinterfragt werden.
Begünstigt wird die häufig vorschnelle und unnötige Gebärmutterentfernung auch dadurch, dass Frauen immer noch vielfach mit ihrem Genital möglichst wenig zu tun haben wollen.

Die ehemalige Chefärztin der Bad Salzufler Rehaklinik, die Gynäkologin Dr. Barbara Ehret-Wagener, bemerkte dazu bereits 1994, »*... dass Frauen wohl ein tiefes Wissen um den Wert ihrer Gebärmutter haben, das scheinbar verloren ging in einer Kultur, in der die Gebärmutter im Wesentlichen als manipulierbares Reproduktionsorgan in Ansehen steht, und erst nach der Hysterektomie viele Frauen merken, dass sie etwas Wesentliches verloren haben*«. Dies scheint auch heute noch nicht ganz aus der Welt zu sein.

Neben der Harninkontinenz als mögliche Folge einer Hysterektomie weisen einige Studien auch auf eine erhöhte Rate an Herz- und Kreislauferkrankungen hin. Vermutet wird, dass die von der Gebärmutter produzierten Gewebshormone Prostaglandine eine positive Wirkung auf Herz und Gefäße haben. Diese hormonähnlichen Stoffe, die die Kontraktionsfähigkeit der Gebärmutter beeinflussen, nehmen auch Einfluss auf das seelische Befinden. Weitere organische Funktionen, die die Gebärmutter außerhalb der Reproduktion übernimmt, sind bislang nur unvollständig erforscht.

Betroffene Frauen erleben die Entfernung ihrer Gebärmutter sehr unterschiedlich. Während manche Frauen den – vorausgesetzt medizinisch notwendigen – Eingriff als für sie richtig empfinden und sehr gut damit leben, nehmen andere Frauen die Entfernung als Verlust des Zentrums ihrer Weiblichkeit, des Heil- und Ganzseins wahr. Von diesen Verlustgefühlen berichten Frauen insbesondere dann, wenn sie sich von dem operativen Eingriff »überrumpelt« fühlen. Oft stellen sich diese Gefühle auch erst im Nachhinein ein.

Grundsätzlich bedeutet jede Operation, auch eine organerhaltende, einen Eingriff in den Körper und damit eine »Körperverletzung«. Dennoch stellt die operative Therapie eine sehr effektive Behandlungsmethode dar, insbesondere, wenn die Gebärmutter zahlreiche Myome aufweist, die allmonatlich zu heftigen Blutungen und in der Folge zu einer Anämie sowie allgemeiner körperlicher Schwäche führen.

Bei der Beantwortung der Frage, ob ein operativer Eingriff die richtige Behandlung für die individuelle Erkrankungssituation ist, hilft eine Risiko-Nutzen-Abwägung. Denn jede Behandlungsmethode, ob medikamentös, operativ oder naturheilkundlich, hat ihre Vor- und Nachteile.

Alle diese Überlegungen finden Sie in dieser Entscheidungshilfe:

- Was soll (kann) mit der Behandlung erreicht werden?
- Welche anderen Therapien stehen gleichwertig zur Verfügung?
- Kann ich auch mit einer Besserung der Beschwerden gut leben (lernen), ohne dass die Erkrankung selbst beseitigt wird?
- Wie weit bin ich bereit, mich mit meiner Erkrankung auseinanderzusetzen?
- Brauche ich eine schnelle Problemlösung oder will ich mir lieber Zeit nehmen und behutsam vorgehen?

In der Praxis zeigt sich: Je umfassender die Patientin über die individuellen Faktoren informiert ist und je mehr sie das Gefühl hat, gut beraten zu werden und in die Entscheidung miteingebunden zu sein, desto zufriedener ist sie mit der Behandlungssituation. Die getroffene Entscheidung wird dann ohne falsche Erwartungen als selbstbestimmt empfunden.

Aufbau des äußeren und inneren weiblichen Genitals

Die Vulva mit den äußeren und inneren Vulvalippen (auch Schamlippen), dem Venushügel, der Klitoris, der Harnröhrenöffnung und dem Vaginaleingang bildet das äußere weibliche Genital.

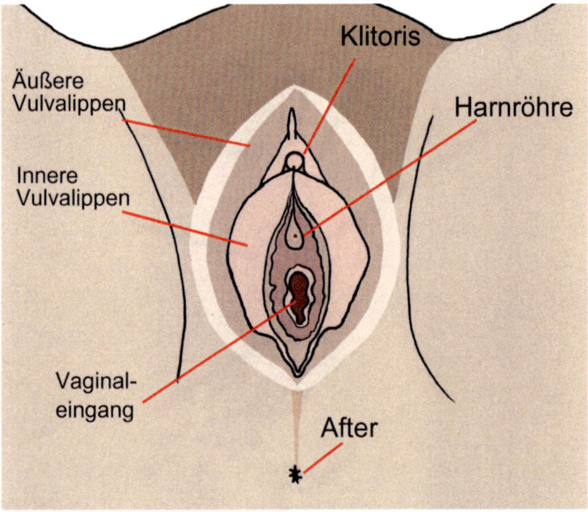

Abb. 01: Abgebildet sind in der Illustration der Aufbau und die Lage der äußeren weiblichen Genitalien.

Die Klitoris als Teil der Vulva ist ein Schwellkörper, der insbesondere für die sexuelle Erregung und den weiblichen Orgasmus zuständig ist. Dabei ist die Klitoriseichel, der knubbelartige Vorsprung am oberen Ende der Vulvalippen, mit den hier endenden circa 8 000 Nerven der kleinste und empfindlichste Teil. Die Klitoriseichel besitzt eine Vorhaut und wird von einer Faszie geschützt. Der größte Teil der Klitoris, der etwa sieben bis 12 Zentimeter misst, erstreckt sich nach innen. Der vom unteren Venushügel ausgehende Klitorisschaft teilt sich nach hinten verlaufend in zwei Schwellkörper, die sogenannten Klitorisschenkel, die von Bindegewebe umhüllt sind.

Es ist inzwischen erforscht, dass sich die Klitoriseichel (Glans clitoridis) und der männliche Peniskopf (Glans penis) aus den gleichen embryonalen Anlagen entwickeln und erst im dritten Monat der Schwangerschaft die Differenzierung der männlichen und weiblichen Genitalien beginnt. Die Glans clitoridis kann also durchaus als gleichwertiges weibliches Pendant zur Glans penis betrachtet werden.

Unterhalb der Klitoris liegt die Harnröhrenöffnung, über die die Harnblase entleert wird. Darunter befindet sich der Vaginaleingang, die äußere Öffnung der Vagina.

Beim Hymen, auch Jungfernhäutchen genannt, das hinter den kleinen Vulvalippen den Eingang der Vagina umrahmt, handelt es sich keineswegs um eine dünne Haut, die die Vagina verschließt. Vielmehr ist es Gewebe, das eine sehr individuelle Form haben kann – meistens kranzförmig (vaginale Korona) – und dessen genaue biologische Funktion noch nicht eindeutig geklärt ist. Wissenschaftlich vermutet wird, dass das Hymen hauptsächlich eine Barriere gegen eindringende Erreger darstellt und so die Vagina vor Infektionen schützt. Ob eine Frau schon einmal penetrativen Sex hatte, lässt sich jedenfalls nicht am Zustand des Hymens ablesen.

Die inneren weiblichen Geschlechtsorgane, Vagina, Gebärmutter (Uterus), Eileiter (Tuben) und Eierstöcke (Ovarien), sowie die Paraurethraldrüsen – die Prostata feminina, die der männlichen Prostata entsprechen und Sekrete beim Orgasmus abgeben – sind im kleinen Becken platziert. Gebärmutter, Eierstöcke und Eileiter sind wie die Darmschlingen und andere Organe im Bauchraum (Leber, Gallenblase, Milz) von Bauchfell umgeben, einer dünnen »Haut«, die für die notwendige Beweglichkeit der Bauchorgane untereinander sorgt.

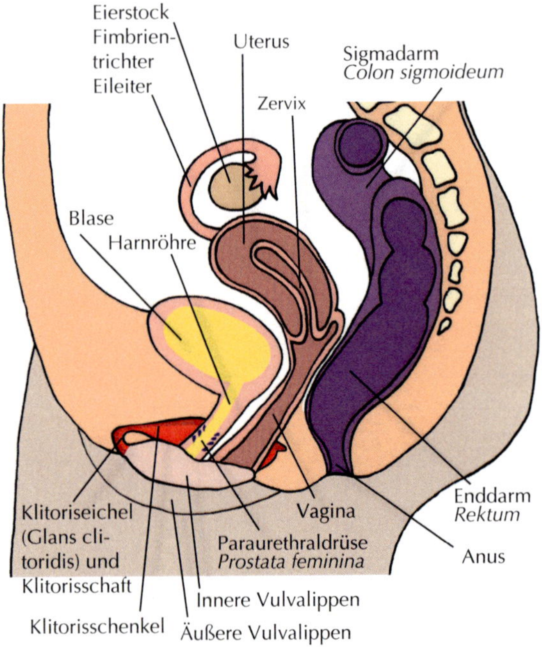

Abb. 02: Die Illustration zeigt Aufbau und Lage der inneren weiblichen Genitalien.

Die etwa zehn Zentimeter lange Vagina besteht aus dehnbarem Muskel- und Bindegewebe und endet hinter der Harnröhrenöffnung zwischen den kleinen Vulvalippen. Unter Östrogeneinfluss erzeugen in ihr Döderlein-Bakterien ein saures Milieu, das über eine Selbstreinigungsfunktion verfügt und so vor bakteriellen Infektionen und Parasiten, wie den Trichomonaden, schützt. Das Milieu der Vagina ist mittlerweile als *Scheiden-Mikrobiom* anerkannt und erhält damit eine ganz neue Bedeutung für die Frauengesundheit.

Die Gebärmutter (Uterus) ist ein glattmuskuläres, birnenförmiges Organ von sieben bis zehn Zentimetern Größe, bestehend aus dem Gebärmutterkörper und dem Gebärmutterhals (Zervix) mit dem Gebärmuttermund (Portio), der in die Vagina hineinragt. Sie ist mittels bindegewebiger Bänder zentral im kleinen Becken verankert. Hier verlaufen auch die Nerven und Gefäße.

Der Gebärmutterhals mit dem Gebärmuttermund ragt am sich verjüngenden unteren Ende der Gebärmutter in die Vagina. Bei einem PAP-Abstrich im Rahmen der Krebsvorsorge wird der Muttermund mit einem Speculum dargestellt, um mit einem Stäbchen oder Bürstchen aus dem Gebärmutterhalskanal Zellen gewinnen zu können. PAP steht hier für Papanicolaou, den Pathologen, der die Färbung der Zellen und ihre Beurteilung etabliert hat.

Die Gebärmutterhöhle ist von der Gebärmutterschleimhaut, dem Endometrium, ausgekleidet, die sich in jedem Monat neu aufbaut und wieder abblutet, wenn keine Schwangerschaft eintritt. Am oberen Teil der Gebärmutter zweigen die beiden Eileiter mit den Eierstöcken ab. In ihnen werden die Hormone Östrogen und Progesteron produziert (Abb. 03, S. 18).

Aufgebaut ist die Gebärmutter aus drei Schichten:

Die äußere Schicht der Gebärmutter – die Serosa – ist Teil des Bauchfells. Sie sorgt für die Trennung von den umgebenden Organen.

Die aus Muskelgewebe bestehende Gebärmutterwand, die sich bis hinunter zum Gebärmutterhals erstreckt, bildet die mittlere Schicht.

Die Gebärmutterschleimhaut – das Endometrium – als innere Schicht der Gebärmutter baut sich während der fruchtbaren Jahre bei jedem Zyklus neu auf und wird, wenn sich kein befruchtetes Ei eingenistet hat, mit Einsetzen der Menstruation bis zur sogenannten Basalschicht wieder abgestoßen. Aus dieser wird unter dem

Einfluss der Hormone im nächsten Zyklus wieder eine Schleimhautschicht als Grundlage für die Einnistung einer befruchteten Eizelle aufgebaut.

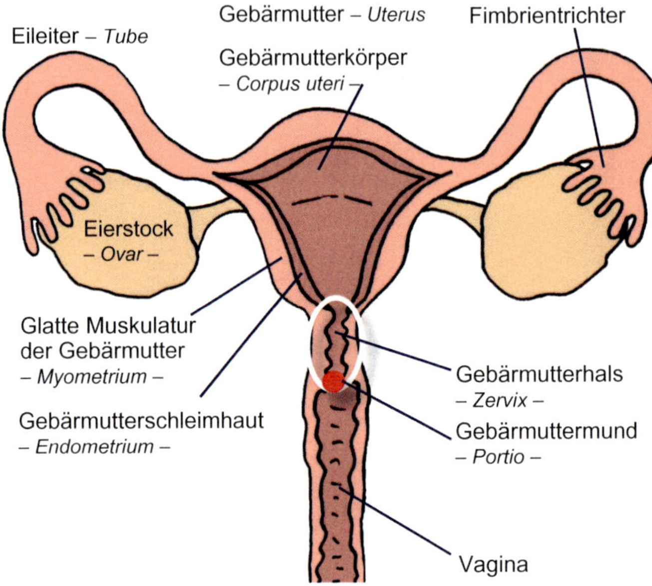

Abb. 03: Die Abbildung zeigt, wie die Gebärmutter aufgebaut ist.

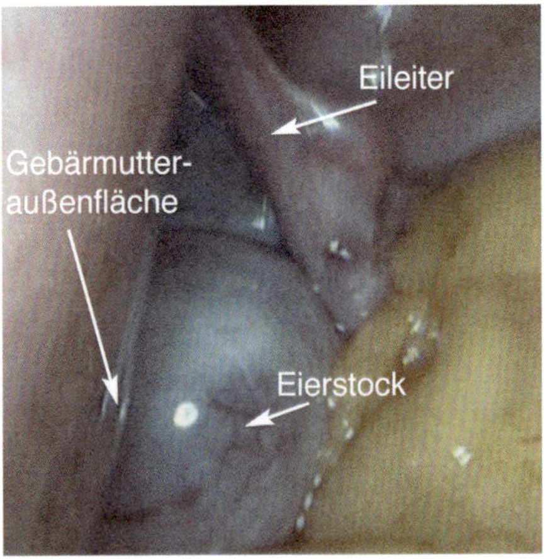

Abb. 04:
Blick in das kleine Becken. So sehen eine gesunde Gebärmutteraußenfläche und ein gesunder Eierstock und Eileiter aus.

Wenn Sie einmal Form und Beschaffenheit der äußeren und inneren weiblichen Genitalien genauer betrachten, wird nachvollziehbar, warum noch bis ins 18. Jahrhundert die Sichtweise des »Ein-Geschlechter-Modells«[1] vorherrschte. Demnach verfügten Frauen und Männer über die gleichen Genitalien, die sich lediglich in ihrer Ausrichtung unterschieden: Beim Mann waren sie nach außen, bei der Frau nach innen gestülpt. Daraus ließ sich schlussfolgern, dass sich die menschliche Entwicklung vom Kind über die Frau zum Mann vollzieht und Frauen deshalb quasi die »Vorstufe des Mannes« bildeten.[2]

Hormoneller Zyklus: Menarche, Schwangerschaft und Geburt

Während der fruchtbaren Jahre, die von der ersten Menstruation (Menarche) bis zum Eintritt in die Wechseljahre (letzte Menstruationsblutung = Menopause) dauern, wird unser Monatszyklus von zwei Phasen bestimmt:

- der Follikelreifungsphase zwischen Periodenblutung und dem Eisprung
- der Lutealphase nach dem Eisprung bis zur Periode.

Mit Einsetzen der ersten Regel beginnt die Hirnanhangdrüse (Hypophyse) die Hormone FSH (Follikelstimulierendes Hormon) und LH (Luteinisierendes Hormon) zu produzieren. Diese Hormone werden als Botenstoffe freigesetzt und übermitteln Informationen an die Eierstöcke. Das FSH signalisiert den Eierstöcken, mit der Entwicklung der Eibläschen (Follikel) zu beginnen und das Hormon Östrogen auszuschütten. Unter dem Einfluss des Östrogens wird die Gebärmutterschleimhaut aufgebaut. In der Mitte des Zyklus, wenn der LH-Spiegel am höchsten ist, wird die Eizelle freigesetzt (Eisprung) und vom Fimbrientrichter (Teil des Eileiters – Abb. 04, S. 18) aufgefangen. Sie ist 24 Stunden lang befruchtbar, anschließend stirbt sie ab.

Die Befruchtung erfolgt im Eileiter. Bis zur Einnistung in die vorbereitete Gebärmutterschleimhaut dauert es circa fünf Tage. In dieser Zeit wird die befruchtete Eizelle mithilfe von kleinen Flimmerhärchen bis in die Gebärmutterhöhle transportiert. Angeregt durch das LH entsteht gleichzeitig aus der verbliebenen Eibläschenhülle der sogenannte Gelbkörper, dessen Gelbkörperhormon (Progesteron) die Gebärmutterschleimhaut veranlasst, sich so zu verändern, dass sich die befruchtete Eizelle einnisten kann. Bleibt die Eizelle unbefruchtet, bildet sich der Gelbkörper im Verlauf von circa sieben Tagen zurück. Unter dem sich verändernden Hormoneinfluss baut sich die Gebärmutterschleimhaut so um, dass sie abgestoßen werden kann.

Die durch Prostaglandine (Gewebshormone) ausgelösten Muskelkontraktionen der Gebärmutter transportieren mit einsetzender Menstruation die Gebärmutterschleimhaut aus dem Körper, was krampfartige Menstruationsschmerzen auslösen kann.

Wie eng der weibliche Zyklus mit anderen körperlichen Vorgängen und Prozessen korrespondiert und wie er von Gefühlen und Stimmungslagen beeinflusst wird – und umgekehrt –, zeigt sich am komplexen Zusammenspiel der körpereigenen Systeme. Denn die Hypophyse produziert neben dem LH und FSH noch weitere Hormone, die mit der Schilddrüse und den Nebennieren kommunizieren. Gleichzeitig steuert der Hypothalamus als übergeordnete Schaltstelle im Gehirn durch Hemm- und Freisetzungshormone körperliche Funktionen, die wiederum auch die Hormonausschüttung der Hypophyse beeinflussen und regulieren.

Das ist Kommunikation auf höchstem Niveau und weit mehr als ein bloßes Regelkreissystem. Es handelt sich um hochkomplex strukturierte, interaktive Systeme, die bis auf die kleinste Ebene

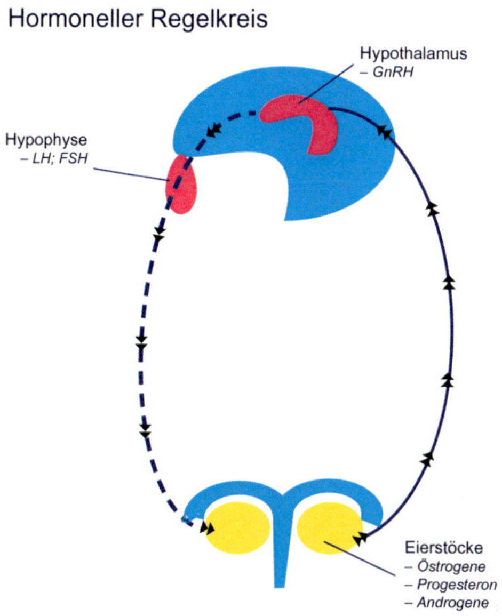

Abb. 05: Abgebildet ist der hormoneller Regelkreislauf zwischen Hypothalamus, Hypophyse und Eierstöcken.

miteinander verflochten sind. Darin sind die weiblichen Organe mit ihren Funktionen aufs Engste eingebunden und nicht isoliert zu sehen (Abb. 05, S. 21).

Wechseljahre – Klimakterium: Keine Krankheit, sondern ein natürliches Geschehen

Die Wechseljahre sind ein natürlicher Umbruch im emotionalen und körperlichen Leben und Erleben von uns Frauen. Viele fühlen sich wohl damit oder empfinden eine Art Befreiung. Wie stark die verschiedenen damit einhergehenden Beschwerden als Beeinträchtigung wahrgenommen werden, wird häufig von der jeweiligen individuellen Einstellung zu diesem Wandlungsprozess mitbestimmt.

Die Begriffe *Wechseljahre* und *Menopause* werden dabei oft als gleichbedeutend verwendet, was nicht korrekt ist. Die Wechseljahre kennzeichnen einen Lebensabschnitt von zehn bis 15 Jahren, der meist um das 45. Lebensjahr beginnt. Der klimakterische Verlauf der Wechseljahre wird fachlich in vier Phasen unterteilt (Prämenopause – Perimenopause – Menopause – Postmenopause), und kann dabei sehr unterschiedlich sein und mit Beschwerden und Befindlichkeitsstörungen unterschiedlichster Ausprägung einhergehen.

In der *Prämenopause*, der ersten Phase der Wechseljahre, die etwa mit dem 40. Lebensjahr einsetzt und vier bis fünf Jahre dauern kann, stellt sich der Körper langsam auf eine reduzierte Hormonproduktion um. Die Fruchtbarkeit beginnt nachzulassen. Dabei sinkt zunächst der Progesteronspiegel. In dieser Phase bemerken die meisten Frauen erste zyklische Veränderungen, wie eine vor der eigentlichen Monatsblutung einsetzende Schmierblutung, eine Verkürzung des Zyklus sowie Schlafstörungen und Stimmungsschwankungen, die durch die verminderte Progesteronproduktion der Eierstöcke bedingt sind.

Auch erste Beschwerden wie:

- stärkere Schmerzen während der Regelblutung,
- Müdigkeit am Tag oder Schlafstörungen in der Nacht,
- Hitzewallungen,
- Kopfschmerzen und Migräne,
- Veränderungen der Brust, wie Spannungsgefühle

können auftreten.

Diese wechseljahrestypischen Symptome können dann in der *Perimenopause* zwischen dem 43. und 45. Lebensjahr zunehmen. Da die Östrogenproduktion der Eierstöcke abnimmt, versucht die Hirnanhangdrüse die Eierstöcke zu animieren, Hormone zu produzieren, indem sie vermehrt FSH bildet, was für die Hitzewallungen verantwortlich ist. Gleichzeitig wird von der Hirnanhangdrüse nicht mehr regelmäßig LH hergestellt, sodass der Eisprung ausbleibt und Progesteron fehlt. Durch diese anhaltende Dauerwirkung des Östrogens baut sich die Gebärmutterschleimhaut stark auf und es kommt zu heftigen und eventuell lang andauernden Blutungen. Diese »Hormonachterbahn« kann Psyche, Stoffwechsel und Energiehaushalt enorm belasten, sodass sich Betroffene oft in ihrer Lebensqualität eingeschränkt fühlen.

Die Blutungen können nun immer wieder unregelmäßig einsetzen, mit Abständen von mehreren Monaten. Und auch wenn die Wahrscheinlichkeit für einen Eisprung statistisch bei unter 0,3 Prozent liegt, können Frauen in den Wechseljahren auch nach mehrmonatigem Ausbleiben der Blutung noch schwanger werden.

Die *Menopause* kennzeichnet den Zeitpunkt der letzten Regelblutung und das definitive Ende der Fortpflanzungsfähigkeit. Sie kann jedoch nur rückwirkend bestimmt werden, da zur Definition gehört, dass die letzte Regelblutung mindestens 12 Monate zurückliegt. Die Eierstöcke haben zu diesem Zeitpunkt ihre Östrogen- und Progesteronproduktion vollständig eingestellt und produzieren ausschließlich Androgene, also männliche Hormone.

In der *Postmenopause* (Zeit nach der letzten Regelblutung – Menopause), die bis zu zehn Jahre dauern kann, reagieren die Eierstöcke jedoch noch auf die Hormone der Hypophyse. So können bis zu zwei Jahre nach der Menopause vereinzelt Blutungen auftreten. Das ist zwar nicht besorgniserregend, in jedem Fall sollten Sie aber frauenärztlichen Rat einholen.

Da Östrogene auch im Fettgewebe produziert werden, haben übergewichtige Frauen nach der Menopause ein größeres Risiko, dass sich durch den erhöhten Östrogenspiegel vermehrt Gebärmutterschleimhaut bildet und es zu Blutungen kommt. In diesem Fall sollten Sie die Schleimhaut unbedingt feingeweblich (histologisch) abklären lassen, um bösartige Veränderungen auszuschließen.

Über einen Zeitraum von circa vier Jahren nach der letzten Regelblutung produzieren die Eierstöcke nur noch Androgene, also männliche Hormone. Ohne das Gegengewicht der weiblichen Hormone kann es bei manchen Frauen zu einer tieferen Stimme, verstärktem Haarwuchs im Gesicht oder einem zurückgehenden Haaransatz im Stirnbereich kommen.

Der Körper passt sich nun an den niedrigen Hormonspiegel an.

Mögliche Symptome sind:

- vaginale Trockenheit
- bindegewebige Veränderungen, die zu Beckenbodenschwäche, Inkontinenz der Blase, Erschlaffen der Vulva, Vagina und der Brüste sowie zu Hautalterung führen
- Gewichtszunahme und eine Veränderung der Figur, indem sich eher typisch männliche Fettzonen (Bauch, Hüften) verbreitern
- erhöhtes Risiko von Osteoporose.

Wechseljahre sind keine Krankheit, sondern ein natürliches Geschehen und sollten längst kein Tabuthema mehr sein. Ein offener und unbeschwerter Umgang mit den Veränderungen in dieser Umbruchphase sowie ein gesundheitsbewusster Lebensstil mit ausreichend Bewegung und ausgewogener Ernährung können sich sehr positiv auf das Erleben dieser Lebensphase auswirken, ebenso wie soziale Faktoren. Wenn diese Veränderungen mit ihren Effekten im beruflichen oder familiären Umfeld als eine positive Herausforderung wahrgenommen werden, verringert sich dadurch auch das Risiko möglicher Beschwerden.

Myome: Krankheitsbild, Wachstumsformen und Entstehung

Myome sind gutartige Wucherungen der Gebärmutterwand, bestehend aus Muskelzellen und Bindegewebe, die sowohl schnell wachsen, als auch wieder schrumpfen können. Die Wahrscheinlichkeit, Myome zu haben, liegt statistisch bei Frauen bis zum Alter von 35 Jahren bei 21,3 Prozent und steigt bis zum 50. Lebensjahr auf 62,8 Prozent. Der Altersgipfel für Myome liegt somit im vierten und fünften Lebensjahrzehnt. Ihr Vorkommen ist, wie man mittlerweile weiß, auch genetisch bedingt, sodass häufig Frauen Myome aufweisen, deren Mütter bereits Myome hatten.

Wissenschaftliche Untersuchungen auf molekularer und genetischer Ebene werden in den nächsten Jahren die Mechanismen der Myomentstehung und -entwicklung besser verstehen lassen.

Bekannt ist auch, dass hormonelle Einflüsse, insbesondere die des Östrogens, das Wachstum der Myome fördern. In der Perimenopause kommt es häufig zu einer Östrogendominanz, da die Eierstöcke aufhören, Progesteron zu bilden. Das Übermaß an Östrogen ist charakteristisch für das Wachstum von Myomen in dieser Lebensphase. Denn Myome treten nicht vor der Pubertät auf und verkleinern sich in der Regel nach den Wechseljahren, wenn die Eierstöcke keine weiblichen Hormone mehr produzieren.

Bösartige Tumore der Gebärmuttermuskulatur, die sogenannten Leiomyosarkome, sind selten. Wenn nach den Wechseljahren allerdings ein Myom wächst, und andere Ursachen, wie zum Beispiel die Einnahme von Hormonen, ausgeschlossen werden können, sollte mittels Ultraschall und MRT abgeklärt werden, ob es sich um ein Sarkom handelt. Falls sich der Verdacht bestätigt, ist dies eine zwingende Indikation für eine Operation.

In 80 Prozent der Fälle bereiten Myome keine oder nur geringe Beschwerden, sodass sie häufig unentdeckt bleiben und keine Behandlung erforderlich ist.

Die häufigsten Beschwerden, die durch Gebärmuttermyome verursacht werden, sind:

- starke bis sehr starke Monatsblutungen
- Druck- und Schweregefühl im Unterbauch
- Druck auf Blase oder Darm
- Schmerzen, die bis in den Rücken und die Beine ausstrahlen können und die sich bei körperlicher Anstrengung und in der zweiten Zyklushälfte verstärken.

Myome kommen an verschiedenen Stellen in der Gebärmutter vor

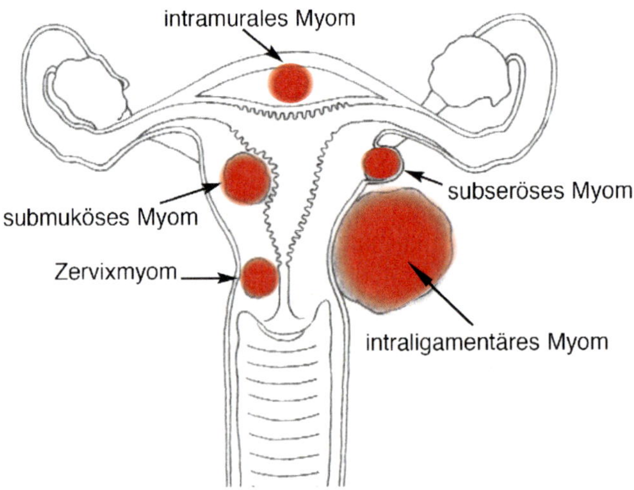

Abb. 06: Lokalisation der Myome. Abgebildet ist eine Gebärmutter auf der angezeigt ist, wo Myome vorkommen.

Subseröse Myome liegen unmittelbar unter der äußeren Haut der Gebärmutter, der sogenannten Serosa (= Bauchfell), und werden oft sehr spät, d. h. erst in einem fortgeschrittenen Wachstumsstadium entdeckt (Abb.: 06, 07 + 08, S. 26-27).

Diese Myome verursachen im Allgemeinen keine Beschwerden, es sei denn, sie sind so groß, dass sie auf Blase oder Darm drücken und dabei das Wasserlassen oder die Darmentleerung behindern.

Die Form des Myoms kann breitbasig auf der Gebärmuttermuskulatur sitzen oder auch gestielt sein. Dabei kann es zu einer Drehung des Stiels kommen, infolgedessen das Myomgewebe nicht mehr durchblutet wird, was zu äußerst heftigen Schmerzen führt. Hier ist eine sofortige Operation nötig.

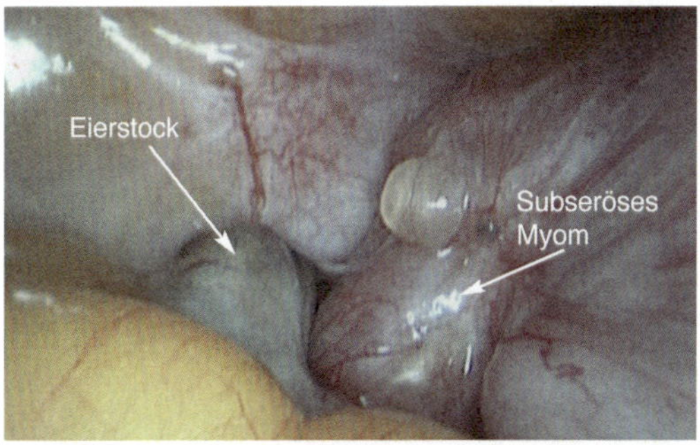

Abb. 07:
Die Myome sitzen direkt unter der Außenhaut der Gebärmutter (subseröses Myom).

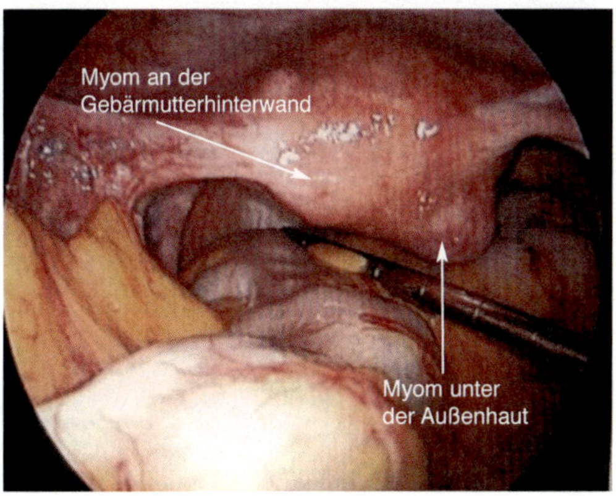

Abb. 08:
Blick vom Bauchnabel in das kleine Becken. Die Gebärmutter mit einem Myom unter der Außenhaut (subserös) und einem Myom an der Hinterwand (intramural).

Intramurale Myome wachsen in der Gebärmutterwand. Diese Myome stören die Kontraktionen der Gebärmutter während der Menstruation. Die Folge können Schmerzen während der Menstruation und lang andauernde und starke Blutungen sein (Abb. 08, S. 27).

Submuköse Myome entstehen unter der Gebärmutterschleimhaut, dem Endometrium (Abb. 09). Diese Myome stören ebenfalls die Gebärmutterkontraktionen während der Menstruation und führen zu starken, schmerzhaften und lang anhaltenden Blutungen.

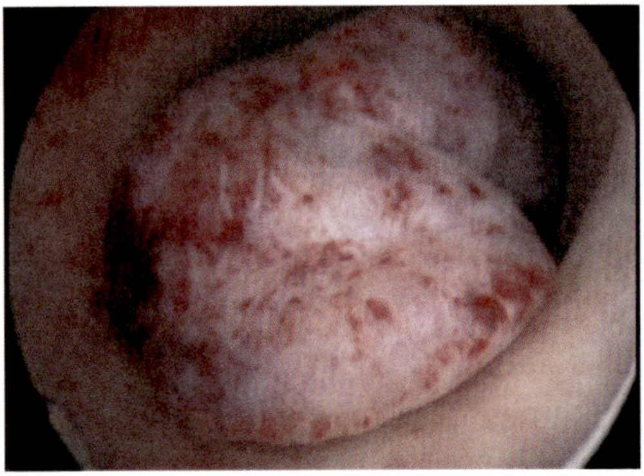

Abb. 09:
Myom in der Gebärmutterhöhle (submuköses Myom)

Intraligamentäre Myome (Abb. 08, S. 27), die von der Seitenwand der Gebärmutter ausgehend wachsen, können im schlimmsten Fall zu einer Nierenstauung führen, da der Harnleiter genau an dieser Stelle das seitliche Bindegewebe der Gebärmutter kreuzt und vor dem Gebärmutterhals in die Blase mündet.

Einteilung nach der FIGO-Klassifikation

Die von der Internationalen Föderation der Gynäkologen und Geburtshelfer (FIGO) entwickelte FIGO-Klassifikation für Myome ist ein international anerkanntes System, das Gynäkologinnen und Gynäkologen eine präzise Kategorisierung und Behandlung von

Myomen ermöglicht. Dabei werden die Myome je nach Lokalisation und Lage in der Gebärmutter in acht Haupttypen unterteilt:[3]

Submuköse Myome (unter der Gebärmutterschleimhaut)
Typ 0: Gestielte submuköse Myome, die vollständig in der Gebärmutterhöhle liegen
Typ 1: Submuköse Myome, die weniger als 50 Prozent in die Muskelschicht der Gebärmutter hineinragen
Typ 2: Submuköse Myome, die mehr als 50 Prozent in die Muskelschicht der Gebärmutter hineinragen

Intramurale Myome (in der Gebärmutterwand)
Typ 3: Myome, die vollständig in der Muskelschicht liegen, aber Kontakt zur Gebärmutterschleimhaut haben
Typ 4: Intramurale Myome, die vollständig in der Muskelschicht der Gebärmutter liegen

Subseröse Myome (an der Außenseite der Gebärmutter):
Typ 5: Subseröse Myome, die mehr als 50 Prozent in die Muskelschicht hineinragen
Typ 6: Subseröse Myome, die weniger als 50 Prozent in die Muskelschicht hineinragen
Typ 7: Gestielte subseröse Myome, die außerhalb der Gebärmutter an einem Stiel hängen

Weitere Myome:
Typ 8: Myome, die an anderen Stellen, wie dem Gebärmutterhals oder den Bändern der Gebärmutter auftreten

Hybrid-Myome sind Myome, die sowohl submuköse als auch subseröse Anteile haben. Sie werden mit zwei Zahlen klassifiziert, die durch einen Bindestrich getrennt sind.

Wann sollten Myome behandelt werden?

Myome der Gebärmutter sollten behandelt werden bei:

- starken und lang andauernden Blutungen, eventuell verbunden mit Anämien (Blutarmut), die sich durch Blässe und körperliche Schwäche äußern
- Schmerzen
- schnellem Wachstum, da es sich dabei um ein bösartiges Tumorwachstum handeln kann. Nach aktuellem ärztlichem Kenntnisstand ist das Leiomyosarkom ein eigenständiges Krankheitsbild und keine Entartung von Myomen.
- Kinderwunsch, wenn submuköse Myome ein Einnisten stören.
- einer Schwangerschaft, wenn Myome den Fötus in seiner Entwicklung behindern, sodass er nicht genug Platz hat und eingeengt liegen muss. Dies kann zu schweren Bewegungsstörungen bis hin zu bleibenden Kontrakturen der Extremitäten führen.

Myome, die die Fruchtbarkeit beeinflussen

Größe, Anzahl und Lage der Myome sowie die dadurch beeinträchtigte Funktion der Gebärmutter können sich auf die Fruchtbarkeit auswirken. Ein direkt an einem Eileiter sitzendes Myom kann verhindern, dass die befruchtete Eizelle in die Gebärmutterhöhle wandert, wodurch eine Eileiterschwangerschaft entstehen kann. Auch Myome mit direktem Kontakt zum Endometrium (submukös, Typ 3 nach FIGO) oder in der Gebärmutterwand verhindern, dass eine Schwangerschaft eintritt, oder verursachen eine Fehlgeburt. Diese Myome sollten selbst dann entfernt werden, wenn sie keine Beschwerden verursachen.

Generell geht man davon aus, dass Myome bis zu einer gewissen Größe, die keine Beschwerden auslösen, sich nicht auf eine

Schwangerschaft oder den Schwangerschaftsverlauf auswirken. Eine Ausnahme davon ist die Situation vor einer künstlichen Befruchtung. Es wird angenommen, dass die Erfolgsaussichten einer Schwangerschaft bei Frauen mit mehr als zwei Myomen oder Myomen mit einem Durchmesser von über drei Zentimetern im Vergleich zu Frauen ohne Myome deutlich geringer sind.[4,5]

Myome in der Schwangerschaft, während und nach der Geburt

Myome können sich im Verlauf einer Schwangerschaft sehr unterschiedlich verhalten: Sie können unverändert bleiben oder durch die veränderte hormonelle Situation ein deutliches Wachstum zeigen. Sehr große Myome können Druckbeschwerden verursachen. Wenn sie schnell wachsen, reicht die Blutversorgung mitunter nicht mehr aus, sodass das Gewebe nekrotisiert, d. h. infolge von Sauerstoffmangel zerfällt. Dies kann starke Schmerzen und ein schweres Krankheitsgefühl mit Fieber auslösen. Grundsätzlich ist dies jedoch kein bedenklicher oder kritischer Zustand für die Schwangere oder das ungeborene Kind. Trotzdem kann eine stationäre Behandlung der Symptome angezeigt sein, wobei eine operative Entfernung der Myome während einer Schwangerschaft nur in Ausnahmefällen erwogen werden sollte.

Myombedingte Probleme während der Geburt sind recht selten. Sind die Myome groß und ungünstig gelegen, beispielsweise in unmittelbarer Nähe zum Gebärmutterhals, können sie die natürliche Geburt erschweren oder sogar vollständig blockieren, indem sie verhindern, dass das kindliche Köpfchen in das kleine Becken eintreten kann. Das erfordert dann einen Kaiserschnitt.

Es liegt zwar nahe, in Verbindung mit dem Kaiserschnitt gleichzeitig die Myome zu entfernen, wäre aber mit dem hohen Risiko eines starken Blutverlusts verbunden, da Gebärmutter und Myome in der Schwangerschaft verstärkt durchblutet sind. Ein solcher kombinierter Eingriff sollte deshalb nicht vorgenommen werden. In sehr seltenen Fällen können intramurale Myome, die in der Gebärmutterwand sitzen, zu einer Wehenschwäche während der Geburt führen.

Dagegen ist das Risiko einer Uterusruptur selbst dann sehr gering, wenn vor einer Schwangerschaft eine Myomenukleation durchgeführt wurde. Wird zur Geburtseinleitung auf Prostaglandine verzichtet, lässt sich dieses Risiko nochmals zusätzlich reduzieren.

Nach ausgedehnten Myom-Operationen mit zahlreichen Narben an der Gebärmutter kann aber dennoch ein Kaiserschnitt am wehenlosen Uterus medizinisch angezeigt sein, um ein Reißen der Narben möglichst zu vermeiden.

Generell sollte auf den Einsatz des Kristeller-Handgriffs und eine höhere Dosis des Wehentropfs verzichtet werden, wenn zuvor eine Myom-Operation an der Gebärmutter durchgeführt wurde.

Bei einer durch Myome vergrößerten Gebärmutter können nach der Geburt stärkere Blutungen auftreten, insbesondere, wenn die Myome am Plazentabett lokalisiert sind.

Myome können außerdem die Rückbildung der Gebärmutter nach der Geburt verlangsamen, den Wochenbettfluss beeinträchtigen und einen sogenannten Lochialstau verursachen. Hier ist also im Wochenbett besondere Sorgfalt geboten.

Nach der Schwangerschaft verkleinern sich die Myome in der Regel wieder. Ob sie anschließend operativ entfernt werden müssen, sollte aber erst nach Ende der Stillperiode entschieden werden.

Myome in den Wechseljahren

In den Wechseljahren, in denen der Hormonhaushalt starken Schwankungen und stetigen Veränderungen unterworfen ist, verursachen Myome häufig erstmals Probleme. Meist wird durch das hormonelle Ungleichgewicht das Wachstum vorhandener und oftmals bis dahin nicht diagnostizierter Myome angeregt. Ob und wie behandelt werden soll, hängt von der Lokalisation der Myome, dem Ausmaß der Beschwerden und den verfügbaren konservativen Therapiemöglichkeiten ab.

Häufig kommen zu den Blutungsstörungen noch allgemeine Wechseljahrsbeschwerden wie Hitzewallungen, Stimmungsschwankungen und Schlafstörungen hinzu, die die Lebensqualität zusätzlich beeinträchtigen. Wenn unter diesen Umständen eine Hormonersatztherapie erwogen wird, sollte insbesondere mit Blick auf das Myomwachstum die niedrigste mögliche Hormondosierung in Kombination mit einer engmaschigen Kontrolle des Myomwachstums gewählt werden.

Diagnostische Verfahren bei Myomen der Gebärmutter

Transvaginaler Ultraschall

Wird bei der gynäkologischen Untersuchung eine Vergrößerung der Gebärmutter getastet, erfolgt primär eine transvaginale Ultraschalluntersuchung. Mit dieser Methode können Lokalisation und Größe der Myome bestimmt werden. Auch ihre Binnenstruktur lässt sich gut darstellen. Im Ultraschallbild sind Myome meist ringförmig angeordnet abgebildet. Wenn ein Myom dagegen eine sehr unruhige Struktur hat, besteht der Verdacht auf ein bösartiges Leiomyosarkom. Größe und Anzahl der Myome können jedoch die diagnostische Aussagekraft der Ultraschalldiagnostik begrenzen. Auch wie sich die Durchblutung von Myomen darstellt, ist ein wegweisendes Indiz, um ein Myom von einem Sarkom abzugrenzen. Ein Myom ist in der Regel an seinem Rand durchblutet, ein Sarkom hingegen im Inneren diffus.

Da moderne Ultraschallgeräte eine Durchblutungsmessung ermöglichen, ist es insbesondere bei einer unruhigen Binnenstruktur der Myomknoten wichtig, zusätzlich eine sogenannte Dopplersonografie durchzuführen.

Magnetresonanztomografie

Wenn eine Vielzahl von Myomen die Gebärmutter verformen, wird zur genauen Bestimmung von Größe und Struktur der einzelnen Knoten eine Kernspintomografie des kleinen Beckens durchgeführt. Mithilfe eines Kontrastmittels wird zusätzlich die Durchblutung der Myome dargestellt.

Medikamentöse Behandlungsmöglichkeiten

Hormone

Da circa 80 Prozent der Myome keine Beschwerden auslösen, wird die Diagnose meistens eher zufällig gestellt, hauptsächlich dann, wenn die Gebärmutter aufgrund von Blutungsstörungen mittels Ultraschall untersucht wird. Dies ist bei jungen Frauen mit übermäßig starken Menstruationsblutungen und erhöhtem Blutverlust (Hypermenorrhoe) oder krampfartigen schmerzhaften Regelblutungen (Dysmenorrhoe) erforderlich. In der Prä- und Perimenopause äußern sich die Beschwerden häufig in Form von Hypermenorrhoen, die auch in Kombination mit einem unregelmäßigen Zyklus auftreten. Lage und Größe der Myome korrelieren oft mit Blutungsstörungen.

Neben den unter der Schleimhaut gelegenen submukösen Myomen sind in erster Linie die in der Gebärmutterwand angesiedelten, intramuralen Myome verantwortlich für die Blutungen.

Behandelt wird bei Blutungen durch intramurale Myome (Typ 2 bis 5 nach FIGO) primär mit Gestagenen oder einer gestagenbetonten Pille. Dadurch wird die Funktion der Eierstöcke ausgeschaltet, der Östrogeneinfluss auf die Myome vermindert und so mit hoher Wahrscheinlichkeit ein weiteres Wachstum der Myome gestoppt, sodass sich die Symptome verringern. Eine parallel dazu durchgeführte engmaschige, drei- bis sechsmonatige Kontrolle der Myome stellt sicher, dass im Fall eines erneuten Wachstums schnell und angepasst reagiert werden kann.

Indikation für die Gestagen-Therapie: Bei jungen Frauen mit späterem Kinderwunsch und kleinen Myomen, um deren Wachstum oder starke Blutungen zu verhindern.
Bei prä- und perimenopausalen Frauen, um die Beschwerden zu vermindern.

Kontraindikationen gegen eine Gestagen-Therapie sind: erhöhtes Thromboserisiko, und Gerinnungsstörungen (z. B. bei einer Faktor-V-Leiden-Mutation).

Mit Gestagen beladene Spirale

Bei starken und lang anhaltenden Blutungen kann eine mit Gestagen beladene Spirale helfen, diese zu stoppen. Die lokal wirkenden Gestagene verhindern, dass sich die Gebärmutterschleimhaut aufbaut. So kommt es zwar zu einem regelrechten hormonellen Eierstockzyklus, nicht aber zu einer Menstruation.

Das Einlegen der Spirale ist nur möglich, wenn die Gebärmutter nicht wesentlich vergrößert und insbesondere die Gebärmutterhöhle nicht durch die Myome verformt ist. Andernfalls besteht die Gefahr, dass die Spirale falsch liegt oder sogar ausgestoßen wird.

Antifibrinolytika

Antifibrinolytika (Tranexamsäure) werden bei Blutungen notfallmäßig eingesetzt, da die Substanzen in das Gerinnungssystem eingreifen und die Blutungsneigung verringern. Dabei handelt es sich ausschließlich um eine Symptombehandlung, sodass die Ursache der Blutung im Anschluss herauszufinden und gezielt zu behandeln ist.

Indikation: Als Infusion, wenn die Blutung notfallmäßig reduziert werden muss, oder als Tabletten während der Periode, dreimal 1 Tablette täglich maximal für vier Tage.

Kontraindikationen: Bei erhöhtem Thromboserisiko speziell in Verbindung mit der Einnahme eines Kontrazeptivums (Antibabypille).

Schmerzmittel aus der Gruppe der nicht-steroidalen Antirheumatika (NSAR-Synthetase)

Bei starken Menstruationsschmerzen (mit und ohne Myome) wirken die Substanzen Naproxen, Ibuprofen, Diclofenac, Indometacin und Paracetamol stark schmerzlindernd, entzündungshemmend und fiebersenkend. Aspirin® gehört zwar auch zu dieser Medikamentengruppe, hilft aber bei Menstruationsschmerzen nicht.

NSAR blockieren die Prostaglandin-Synthetase, das Enzym, welches für die Bildung von Prostaglandinen zuständig ist. Die

Prostaglandine werden in der Gebärmutterwand erzeugt, damit sich die Gebärmutter während der Regelblutung zusammenzieht (kontrahiert), um die Schleimhaut abzustoßen. Das ist ein ganz natürlicher Mechanismus. Einige Frauen reagieren auf die Prostaglandin-Bildung jedoch nicht nur mit starken Regelschmerzen, sondern auch mit heftigem Durchfall, weil die Darmwand mit ihrer glatten Muskulatur ähnlich dem Uterus ebenfalls auf die Prostaglandine anspricht. Auch hier helfen die bereits genannten Medikamente.

Indikation: Bei Regelschmerzen und kleineren Myomen ohne Therapiebedarf.

Kontraindikationen: Bei Allergien auf NSAR, wie Asthma bronchiale und Magenschleimhautentzündung, und bei sehr großen Myomen, da hier die Gefahr einer Gewebsnekrose besteht und andere Therapiemöglichkeiten nötig sind.

GnRH-Analoga

GnRH, das Gonadotropin-Releasing Hormon, wird in den Drüsenzellen des Hypothalamus gebildet. Dieses zentral gelegene, sehr kleine Gehirnareal erfüllt viele wichtige Aufgaben im Zusammenhang mit Verhalten, Emotionen und Instinkten. Es steuert automatisch bestimmte Körpersysteme und -prozesse. Die vom Hypothalamus u. a. gesteuerte Hirnanhangdrüse (Hypophyse) reguliert über die Hormone Luteinisierendes Hormon (LH) und Follikelstimulierendes Hormon (FSH) die Eierstöcke.

Werden Medikamente verabreicht, die dem GnRH ähnlich sind (= Analoga) oder wie GnRH wirken (GnRH-Agonisten), führt das zunächst dazu, dass das LH und FSH erhöht abgegeben werden. Dadurch werden die Eierstöcke angeregt, mehr Hormone zu produzieren, und zwar so lange, bis sie erschöpft sind und »nicht mehr können«. So entsteht zunächst ein Östrogen-Überangebot, das dann, ähnlich wie in der postmenopausalen Situation, in einen absoluten Hormonmangel mündet.

Um zu vermeiden, dass durch den andauernden Östrogenmangel unter dieser Therapie eine Osteoporose entsteht, werden nach circa sechs Monaten Behandlungsdauer Hormone (Östrogene und Progesteron) substituiert, was als sogenannte Add-Back-Therapie bezeichnet wird.

Indikationen für eine GnRH-Therapie sind beispielsweise die Verkleinerungen von Myomen bei Frauen mit Kinderwunsch oder Endometriose.

Kontraindikation: sehr große Myome

GnRH-Antagonisten

Seit neuestem sind GnRH-Antagonisten (Relugolix®) für die Behandlung hormonabhängiger Tumore auf dem Markt.[6] Sie blockieren in der Hirnanhangdrüse die Ausschüttung von LH und FSH. Auf diese Weise werden die Eierstöcke ruhiggestellt. Relugolix® ist für die Behandlung von Endometriose und Myomen zugelassen. Durch die Medikamentengabe werden die myombedingten starken Blutungen vermieden und die Schmerzen verringert.

Auch die Behandlung mit Relugolix® benötigt bei langzeitlicher Anwendung eine Add-Back-Therapie mit Östrogenen und Progesteron, um Hitzewallungen und Osteoporose zu vermeiden.

Indikation: Wenn eine Hormontherapie der Myome nicht möglich oder nicht gewünscht ist. Zur kurzfristigen Behandlung, um große Myome vor einer Operation zu verkleinern.

Nebenwirkungen: Durch den vollständigen Hormonentzug können Hitzewallungen auftreten und bei längerfristiger Anwendung Osteoporose.

SPRM (Selektive Progesteron-Rezeptor-Modulatoren)

Selektive Progesteron-Rezeptor-Modulatoren (wie Ulipristalacetat oder Mifepriston) bewirken durch ihren direkten Einfluss auf Hirnanhangdrüse, Endometrium und Myomgewebe, dass sich die Myommasse verkleinert und sich somit die Symptome, wie die Blutungen, verringern.

Indikation: Als Kurzzeitbehandlung mittlerer bis starker Symptome bei Gebärmuttermyomen in der prämenopausalen Phase, z. B. vor einer Operation.

Nebenwirkungen: Es besteht das Risiko einer durch das Medikament induzierten Hepatitis mit schweren Leberschäden bis hin zu einer notwendigen Lebertransplantation.

Aufgrund dieser schweren Nebenwirkungen hat die Europäische Arzneimittelbehörde die Anwendung von Ulipristalacetat 5 Milligramm eingeschränkt. Es darf nur noch in Betracht gezogen werden für die Intervalltherapie mittlerer bis starker Symptome durch Gebärmuttermyome, wenn die Menopause noch nicht eingesetzt hat und eine Embolisation von Gebärmuttermyomen sowie ein chirurgischer Eingriff nicht geeignet oder fehlgeschlagen sind. Dabei sind sehr engmaschige Kontrollen der Leberwerte zwingend erforderlich!

Nicht-chirurgische interventionelle Behandlungen

Die Myomembolisation (UAE = Uterine Arterien-Embolisation)

Bei dieser Therapie werden Myome durch eine nicht-chirurgische, aber blutige Methode verkleinert bzw. eingeschmolzen. Mithilfe eines Katheters, der in die Leistenarterie eingeführt wird, werden kleinste Kunststoffkügelchen direkt in die Arterie eingespritzt, die die Gebärmutter und die Myome mit frischem Blut und Sauerstoff versorgt. Diese verstopfen die winzigen, arteriellen Gefäße der Arterie, und das Myomgewebe stirbt ab (Nekrose). Fresszellen entsorgen in den folgenden Monaten das abgestorbene Gewebe, sodass sich die Myome verkleinern bzw. verschwinden.

Die Behandlung wird stationär unter örtlicher Betäubung durchgeführt, da der Gewebezerfall (Nekrose) sehr schmerzhaft ist und je nach Menge des Gewebes auch mit Fieber einhergeht.

Vorteile: Die Gebärmutterwand wird nicht verletzt und auch große Myome (bis acht Zentimeter) sind behandelbar und verkleinern sich deutlich im Verlauf von sechs bis 12 Monaten. Die meisten Katheterembolisationen verlaufen problemlos und in Einzelfällen konnten später Schwangerschaften verzeichnet werden.

Nachteile: Die Katheterembolisation, die unter Röntgenkontrolle durchgeführt wird, ist mit einer Strahlenbelastung verbunden. Zudem treten üblicherweise aufgrund der ausgedehnten Nekrosen bis zu circa sieben Tage nach der Behandlung starke Schmerzen auf, die denen nach einer Gebärmutterentfernung ähneln und eine stationäre Schmerztherapie erfordern.

Die MRgFUS-Methode (Magnetresonanzgesteuerter fokussierter Ultraschall)

Seit 2007 steht diese in Israel entwickelte Methode zur Verkleinerung von Myomen in Deutschland zur Verfügung. Dabei wird das Myomgewebe durch gebündelte, hochfrequente Ultraschallwellen punktgenau erhitzt, was das Eiweiß im Gewebe zerstört (Denaturierung). Die präzise Anwendung wird mit der Kernspintomografie laufend überprüft.

Das Abtragen des Myomgewebes, die sogenannte Sonifikation, dauert aufgrund der kleinen Zielpunkte (0,5 cm^3) und je nach Größe der Myome zwei bis drei Stunden. Während dieser Zeit ist die Patientin sediert und erhält Schmerzmittel.

Nach Beendigung der Behandlung treten so gut wie keine Schmerzen mehr auf.

Da keine Narben in der Gebärmutterwand verursacht werden und kein Risiko eines Reißens der Gebärmutter besteht, eignet sich die Methode besonders für Frauen mit Kinderwunsch.[7]

Vorteil: Eine sehr gut verträgliche Behandlung zur Verkleinerung von Myomen ohne Operation, die gute Erfolge vorweisen kann und die nach den inzwischen gewonnenen Erkenntnissen besonders für Frauen mit Kinderwunsch geeignet ist. Mittlerweile werden die hohen Behandlungskosten von den großen gesetzlichen und den privaten Krankenkassen übernommen.

Nachteil: Die Methode kann bei einer ungünstigen Lage (z. B. in der Nähe von Nerven oder Darmschlingen), starker Durchblutung der Myome, sowie bei sehr großen Myomen nicht durchgeführt werden.

Operative Therapien bei Myomen der Gebärmutter

Was Sie bei Ihrer Entscheidung für oder gegen eine Operation beachten sollten
• Lassen Sie sich nicht unter Zeitdruck setzen. Selbst bei einer bösartigen Wucherung muss nicht sofort operiert werden. • Holen Sie eine zweite ärztliche Meinung und einen zweiten Kontrollbefund ein, insbesondere, wenn Ihre behandelnde Gynäkologin oder Ihr behandelnder Gynäkologe Ihnen zu einer Operation rät, die von ihr oder ihm selbst durchgeführt wird. • Informieren Sie sich bei entsprechenden Beratungsstellen und Selbsthilfegruppen über mögliche Behandlungskonzepte und deren Erfahrungswerte. • Erkundigen Sie sich, wo es für Ihren Myom-Befund spezialisierte Behandlungszentren gibt, denn ein chirurgischer Eingriff kann hohe Anforderungen an das Können einer Operateurin stellen, was den Heilungserfolg stark beeinflussen kann. • Nehmen Sie bei bedrohlichen Befunden eine Person Ihres Vertrauens zum Arztgespräch mit. In dieser Angstsituation reagieren die meisten von uns mit einer Art Tunnelblick und nehmen Informationen nur noch sehr selektiv auf.

Myome werden mittlerweile, wann immer möglich, minimalinvasiv mittels Bauchspiegelung (Laparoskopie) oder Gebärmutterspiegelung (Hysteroskopie) operiert. Operationen mittels Bauchschnitt (Laparotomie) werden hauptsächlich bei sehr vielen oder sehr großen Myomen angewandt oder wenn die Myome aufgrund ihrer Lage schwer zugänglich sind oder wenn andere Gründe einer Laparoskopie entgegenstehen.

Hysteroskopische Myomentfernung: Myomabtragung mittels Gebärmutterspiegelung

Zur Behandlung von Blutungsstörungen bei submukösen Myomen, die unter der Gebärmutterschleimhaut liegen und sich in die Gebärmutterhöhle hineinwölben, sowie bei Myomen, die in der Gebärmutterwand liegen, aber zu einem Drittel in die Gebärmutterhöhle hineinragen, ist die Myomabtragung mittels Gebärmutterspiegelung (Hysteroskopische Myomabtragung) inzwischen die Methode der Wahl.

Dabei wird das Myomgewebe unter Sicht mit elektrochirurgischen Instrumenten in kleinen Schritten aus der Gebärmutterschleimhaut oder den inneren Muskelschichten herausgeschnitten und abgetragen (Abb. 10, S. 45). Der operative Eingriff findet unter Vollnarkose und meist ambulant statt.

Vorteil: Ein minimalinvasiver, gebärmuttererhaltender Eingriff zur Behandlung von Blutungen, die durch Myome in der Gebärmutterhöhle (Typ 0, 1, 2 nach FIGO) bedingt sind.

Nachteil: Die Myome können sich an anderen Stellen der Gebärmutter erneut bilden. Deshalb sollte in größeren zeitlichen Abständen (z. B. jährlich) nach der Operation eine Ultraschall-Kontrolle der Gebärmutter vorgenommen werden.
Je nach Größe der Myome entstehen Narben in der Gebärmutterschleimhaut. Vor einer geplanten Schwangerschaft sollten mindestens drei Zyklen abgewartet werden, damit sich die Schleimhautverletzungen regenerieren können.

Myomenukleation per Laparoskopie: Myomentfernung mittels Bauchspiegelung

Dabei werden Myome in der Gebärmutterwand sowie Myome, die sich unter der Oberfläche der Gebärmutter entwickelt haben und über einen Stiel mit der Gebärmutterwand verbunden sein können, per Bauchspiegelung entfernt.

Mit kleinen Instrumenten wird unter Sicht über eine in den Bauchnabel eingeführte Optik und Operationsinstrumente wie Scheren, Fasszangen, Haken, die Kapsel des Myoms gespalten. Anschließend wird das Myom aus der Gebärmutter herausgeschält und in der Bauchhöhle als Ganzes in einem Beutel durch die Bauchdecke geborgen (Abb.: 11 + 12, S. 45, und 14 + 15, S. 47).

Dies ist bei Myomen bis zu vier Zentimetern meist gut möglich. Bei größeren Myomen kommt ein sogenannter Morcellator zum Einsatz. Dabei handelt es sich um ein Spezialmesser in einem Rohr, über das die zerkleinerten Myomteile nach außen befördert werden.

Vorteil: Aufgrund mehrerer kleiner Schnitte in der Bauchdecke ist die Erholungsphase nach einer Laparoskopie im Allgemeinen kürzer und mit weniger Narbenschmerzen verbunden, als nach einem Bauchschnitt. Das operative Vorgehen an der Gebärmutter selbst ist bei beiden Verfahren identisch.

Nachteil: Die Laparoskopie ist nicht geeignet, wenn der hochgradige Verdacht auf einen bösartigen Gebärmuttertumor besteht. Leiomyosarkome müssen zwingend als Ganzes aus der Bauchhöhle entfernt werden. Dies erfolgt aus Sicherheitsgründen (Tumorzellstreuung) nur zusammen mit der Gebärmutter.

Abb. 10:
Myom in der Gebärmutterhöhle zu Beginn der Abtragung mit der elektrischen Schlinge

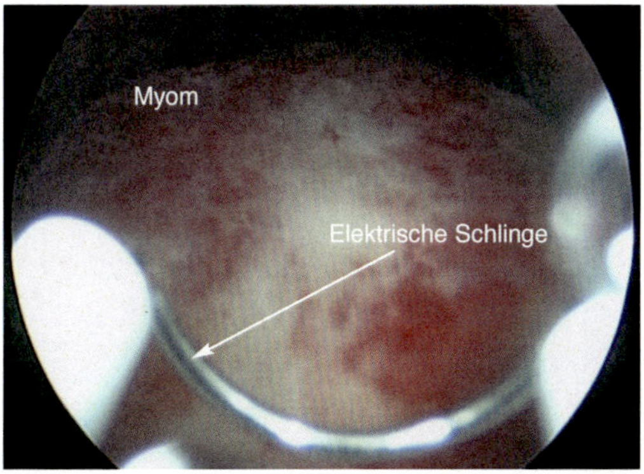

Abb. 11:
Abgetragenes Myom hinter der Gebärmutter. Die durch das Herausschneiden mit einem elektrochirurgischen Instrument entstandenen Abtragungsstellen sind gut erkennbar.

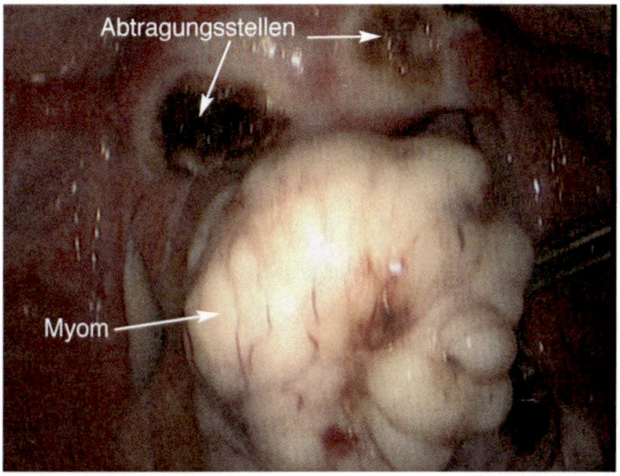

Abb. 12:
Gebärmutter, nachdem Myome an ihrem Fundus abgetragen wurden.

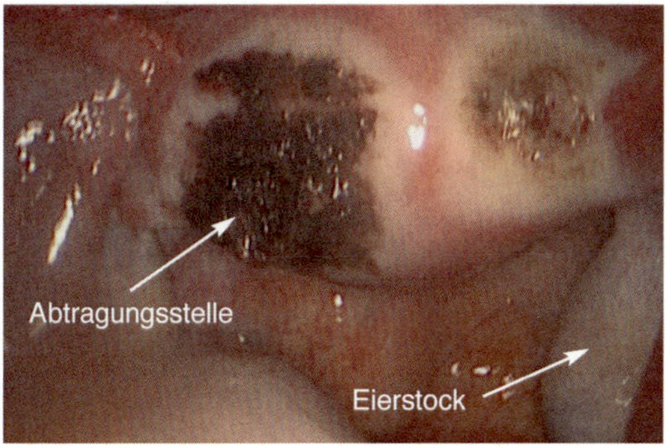

Myomenukleation über einen Bauchschnitt

Bei einer Vielzahl von Myomen, die in der Gebärmutter sitzen und entfernt werden müssen, lässt sich mit einer offen-chirurgischen Myomenukleation die Gebärmutter dennoch erhalten. Die Abb. 13 zeigt circa 30 enukleierte Myome mit einem Gewicht von 1 500 Gramm. Zum Vergleich: Eine gesunde Gebärmutter wiegt 80 Gramm.

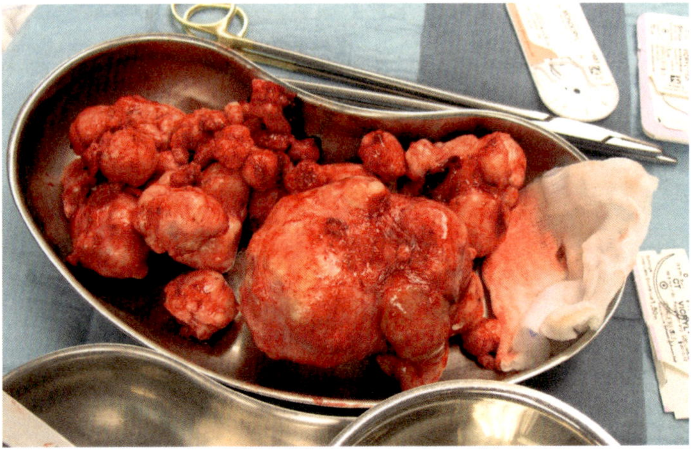

Abb. 13: Die entfernten Myome mit einem Gewicht von insgesamt 1 500 Gramm

Hier hatte die junge Patientin wegen der komplett von Myomen durchsetzten Gebärmutter keine Chance auf eine Schwangerschaft.

Aufgrund der zahlreichen Narben, die sich durch die Myomentfernung an der Gebärmutter bilden, bestand ein hohes Risiko, dass der Uterus während einer Schwangerschaft reißen konnte. Trotzdem sollte die geringe Restchance auf eine Schwangerschaft unbedingt gewahrt werden. Glücklicherweise ließ sich bei der Operation vermeiden, dass die Gebärmutterhöhle geöffnet werden musste.

Abb. 14:
Myom an der linken hinteren Seitenwand der Gebärmutter, bevor es ausgeschält wird.

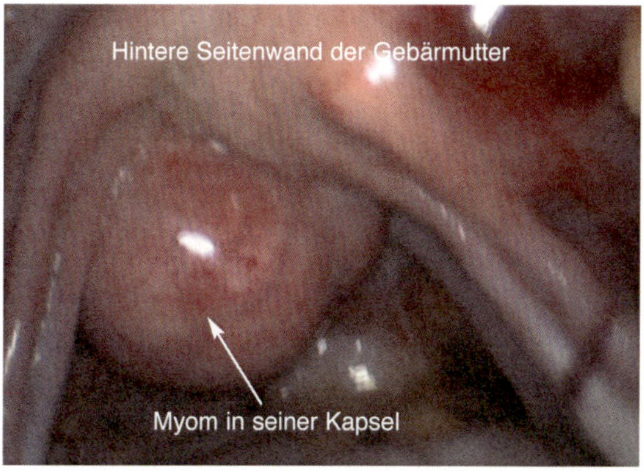

Abb. 15:
Blick auf ein enukleiertes Myom in der hinteren Seitenwand der Gebärmutter.
Die Kapsel des Myoms wurde gespalten und das Myom herausgeschält, bevor es mit einem Morcellator zerkleinert wird.

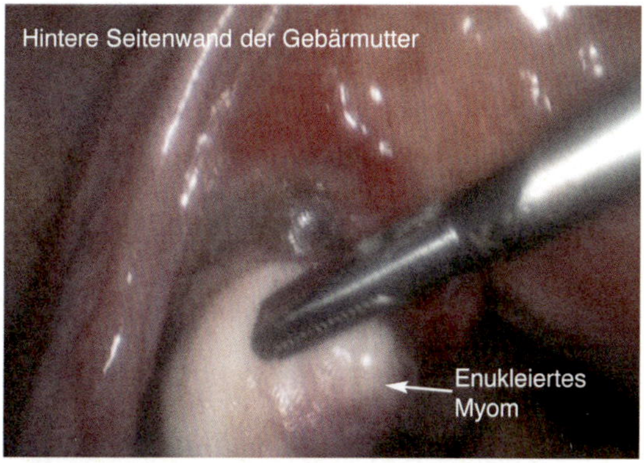

Abb. 16:
Gebärmutter nach dem Ausschälen eines solitären Myoms an ihrem Fundus (oberer Anteil). Mit einer überwendlichen Naht wird die Blutung gestillt.

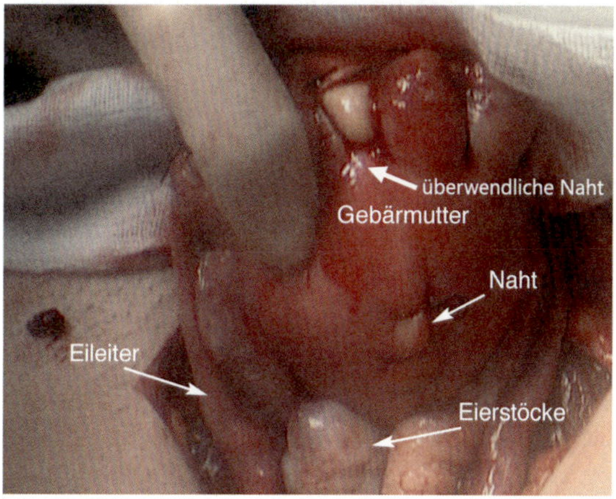

In seltenen Fällen muss ein wachsendes Myom in der Schwangeschaft entfernt werden, beispielsweise, wenn eine Einengung des Fötus zu beobachten ist. Während meiner klinischen Tätigkeit musste eine Myomenukleation in der 16. Schwangerschaftswoche durchgeführt werden. Das solitäre Myom war zu diesem Zeitpunkt acht Zentimeter groß und verformte die Fruchthöhle so stark, dass das heranwachsende Kind keinen Platz mehr für die Bewegung von Armen und Beinen hatte (Abb. 16, S. 47). Die Operation verlief problemlos und nach einem unauffälligen Schwangerschaftsverlauf erfolgte die Entbindung per Kaiserschnitt. Dabei ließ sich die Narbe der Myomenukleation nicht mehr erkennen. Auch die beiden weiteren Schwangerschaften der Patientin verliefen unkompliziert mit spontanen Geburten.

Myomentfernung mit Radiofrequenzablation (RFA)

Mittlerweile hat sich die Radiofrequenzablation als eine weitere minimalinvasive Methode zur Behandlung von Myomen etabliert. Die Behandlung erfolgt, je nach Sitz der Myome, vaginal (hysteroskopisch) oder abdominal, also per Bauchspiegelung.

Bei diesem Verfahren wird ein spezielles Instrument von der Vagina aus durch den Gebärmutterhalskanal in die Gebärmutterhöhle eingeführt, das über eine Ultraschallsonde die genaue Lage des Myoms erkennt. Anschließend wird mit einer in das Gerät integrierten Sonde, die in das Myom eingestochen wird, das Myomgewebe mittels Radiofrequenzenergie erhitzt und gezielt zerstört – ohne dass das umliegende Gewebe verletzt wird.

Diese Methode (Sonata®) ist seit 2013 in Deutschland zugelassen. Der zeitliche Aufwand beträgt pro Myom rund 15 Minuten. Der Eingriff ist schonend und effektiv und findet unter Vollnarkose statt.[8,9] Etwa zwei Tage nach der Behandlung können Sie Ihren gewohnten Alltag wieder aufnehmen. Nach drei Monaten sind Studien zufolge viele Myome kaum noch sichtbar.

Mit der RFA-Methode lassen sich starke myombedingte Monatsblutungen signifikant reduzieren. Da bei dieser Behandlung die Gebärmutterschleimhaut nicht verletzt wird, ist circa drei Monate danach bereits eine Schwangerschaft möglich.

Die RFA-Behandlung kann nicht nur über die Vagina erfolgen. Bei Myomen, die durch die Gebärmutterwand hindurchgewachsen sind oder die überwiegend unter der Oberfläche der Gebärmutter liegen, muss der Zugang über eine Bauchspiegelung vorgenommen werden, da diese Myome von der Gebärmutterhöhle aus nicht behandelbar sind.[10] Da auch bei dieser Methode (Acessa®) die Gebärmutterwand nicht verletzt wird, steht nach bisherigem Kenntnisstand einer anschließenden Schwangerschaft nichts im Wege.

Vorteile der RFA-Behandlung: Keine Schnitte an der Gebärmutter, geringe Komplikationsrate, fast keine Schmerzen nach der Behandlung, verbessert sehr effektiv die Beschwerden und ist gut geeignet bei Frauen mit Kinderwunsch.

Nachteil: Nur wenige Kliniken verfügen über diese Methode.

Operative Myombehandlung bei Kinderwunsch

Generell gilt, dass eine Operation oder Intervention nur dann durchgeführt werden sollte, wenn zu erwarten ist, dass ein aktueller oder zukünftiger Kinderwunsch gefährdet ist.

Frauen mit Myomen haben ein erhöhtes Risiko, dass sich die befruchtete Eizelle nicht einnistet, und dass es in der Frühschwangerschaft zu einer Fehlgeburt kommt. Auch kann ein unvorhersehbares Myomwachstum den Fötus im Mutterleib oder während der Geburt beeinträchtigen. In diesen Fällen sind die nichtoperativen, invasiven Methoden (UAE, MRgFUS, RFA) dem chirurgischen Vorgehen überlegen[11,12], da sie keine Narben an und in der Gebärmutter verursachen, die in einer nachfolgenden Schwangerschaft Probleme machen könnten.

Bei den operativen Eingriffen in der Myombehandlung, die keine Verletzung der Gebärmutterwand nach sich ziehen, ist das Risiko eines Gebärmutterrisses deutlich minimiert.

Operationsverfahren zur Myomentfernung

Für die Wahl der Operationstechnik und der chirurgischen Methoden sind die Lokalisation und die Größe der Myome entscheidend. Ebenso sind Ihre individuelle Lebenssituation, Lebensplanung und persönlichen Präferenzen als Betroffene zu berücksichtigen.

Die Vor- und Nachteile der infrage kommenden Operationstechniken sollten Sie also unter diesem Aspekt individuell mit Ihrer Operateurin besprechen.

Generell sollten Sie bei der Entscheidung für eine Operation folgende Faktoren berücksichtigen:

- Durch Verwachsungen können neue Beschwerden entstehen.
- Myome können auch nach einer Operation erneut auftreten. Die Rezidivrate liegt bei bis zu 25 Prozent.

Ist eine Gebärmutterentfernung faktisch das kleinere Risiko mit dem für Sie größten Nutzen oder medizinisch unvermeidbar, dann können im Vorfeld der Operation Formen der Trauerarbeit helfen, Verlustgefühle besser zu bewältigen. Das Empfinden von Trauer ist in dieser Situation weder unangemessen noch lächerlich, sondern ein berechtigter Gefühlszustand, für den Sie sich so viel Zeit nehmen sollten, wie Sie brauchen.

Bei Beratungsstellen für Patientinnen können Sie ausführliche Informationen und fachliche Beratung über Ihre Rechte und die Pflichten von Ärztinnen und Ärzten erhalten. Eine Auswahl überregionaler Adressen unabhängiger Informations- und Beratungsstellen finden Sie im Anhang gelistet.

Die operative Gebärmutterspiegelung (Resektoskopie)

Bei der Resektoskopie wird ein dickeres Instrument, das sogenannte Resektoskop (Durchmesser: ein Zentimeter), durch den zuvor erweiterten Gebärmutterhals in die Gebärmutterhöhle eingeführt, um gezielt Gewebe entfernen zu können.

Neben der Optik des Resektoskops kann durch dasselbe »Rohr« ein Arbeitsinstrument eingeführt werden. Meistens handelt es sich dabei um eine elektrische Schlinge zum Herausschneiden von Gewebe, oder eine elektrische Rolle zum Veröden von Schleimhaut. Während des Einsatzes des Resektoskops wird die Gebärmutter permanent mit Flüssigkeit gespült.

Medizinische Indikation:

- zum Entfernen von Myomen, die unter der Schleimhaut liegen und Blutungen oder Zyklusstörungen verursachen (Typ 0, 1, 2, 3 nach FIGO)
- zum Abtragen von Polypen der Gebärmutterschleimhaut.
- zum Durchtrennen und Abtragen von Scheidewänden (Septen) in der Gebärmutterhöhle
- zur Behandlung von Verwachsungen und Verklebungen der Gebärmutterwände, wenn diese als Ursache für einen unerfüllten Kinderwunsch angesehen werden müssen
- zum Veröden oder Abtragen der Gebärmutterschleimhaut bei übermäßig starken Menstruationsblutungen, wenn kein Kinderwunsch mehr besteht.

Die Bauchspiegelung (Pelviskopie oder Laparoskopie)

Bei der Bauchspiegelung können über ein optisches System, das über einen kleinen Schnitt in der Nabelgrube in die Bauchhöhle eingebracht wird, der Bauchraum und die im kleinen Becken liegenden inneren Geschlechtsorgane eingesehen und begutachtet werden.

Durch CO_2-Gas, das in den Bauchraum eingebracht wird, hebt sich die Bauchdecke und gibt den Blick in den Bauchraum frei. Weitere Instrumente zum Arbeiten, wie Zangen oder Scheren, oder Instrumente zur Spülung können über fünf Millimeter dünne Röhrchen in die Bauchhöhle eingebracht werden.

Beim diagnostischen Eingriff reicht meist ein knapp an der Schamhaargrenze platziertes Zusatzinstrument, um die Gebärmutter, die Eileiter und die Eierstöcke zu bewegen und so gut darzustellen. Mithilfe eines sogenannten Manipulators, der von der Scheide aus in den Gebärmutterhals eingeführt und dort fixiert wird, lassen sich Gebärmutter, Eileiter und Eierstöcke bewegen, sodass sie von allen Seiten, auch rückseitig, betrachtet werden können.

Gleichzeitig kann über den Manipulator die Durchgängigkeit der Eileiter geprüft werden. Dazu wird ein Farbstoff in die Gebärmutterhöhle eingespritzt und dessen Austritt an den Eileiterenden beobachtet. Dies ist ein wichtiger Faktor im Rahmen der Kinderwunschdiagnostik. Der Eingriff wird in Vollnarkose vorgenommen.

Nicht alle technischen Entwicklungen setzen sich in der Praxis durch. Ein Beispiel ist die gaslose Laparoskopie, bei der ein spezielles Instrument eingeführt und unter der Bauchdecke platziert wird, das diese wie einen Regenschirm anhebt. Trotz der vergleichbar guten Sicht gegenüber der herkömmlichen Laparoskopie hat sich diese Methode nicht verbreiten können.

Auch die sogenannte Single-Incision-Laparoskopie, bei der alle Handgriffe über einen einzigen Schnitt in der Nabelgrube erfolgen, bleibt einzelnen spezialisierten Einrichtungen vorbehalten.

Ursprünglich in der Urologie eingesetzt, werden laparoskopische Operationen zunehmend auch in der Gynäkologie roboterassistiert durchgeführt. Nachdem die Instrumente von der Operateurin per Hand im Bauchraum platziert wurden, unterstützt ein Robotersystem, das von einer Konsole aus bedient wird, den Eingriff. Der Roboter ersetzt die Chirurginnen also nicht, sondern führt die Bewegungen aus, die die Chirurgin an der Konsole – wie mit einem Joystick – ausführt. Das ermöglicht eine noch präzisere Durchführung, da die Instrumente nicht mehr von Hand gehalten werden müssen, was sehr anstrengend ist und nie ganz bewegungslos gelingt. Eine befreundete Urologin und Expertin in der Roboter-Chirurgie meinte, es sei »wie Autofahren«.

Assistenzsysteme sind jedoch nur so gut und sicher, wie die Chirurginnen sie bedienen können. Robotisch operieren dürfen deshalb nur Fachärztinnen mit spezieller Zusatzausbildung.

Welche Vorteile die roboterassistierte Chirurgie hat, wird nicht zuletzt auch unter wirtschaftlichen Aspekten kontrovers diskutiert.

Der Bauchschnitt (Laparotomie)

Wenn ein operativer Eingriff über einen Bauchschnitt erforderlich ist, wird in den meisten Fällen ein quer verlaufender Hautschnitt knapp oberhalb der Schamhaargrenze gesetzt, der sogenannte Bikini-Schnitt. Die darunter liegenden Schichten der Bauchdecke werden entlang der längs verlaufenden Bauchmuskeln eröffnet, um Irritationen des Gewebes oder ein Durchtrennen der Muskeln zu vermeiden. Bei einem durch viele oder sehr große Myome verformten Uterus kann auch ein Längsschnitt notwendig werden. Dieser wird bei Krebserkrankungen von Gebärmutter oder Eierstöcken immer durchgeführt, weil in diesen Fällen die Operation auf den Mittel- und Oberbauch ausgedehnt werden muss.

Bei der Entscheidung, ob eine Bauchspiegelung oder ein Bauchschnitt den besseren Zugangsweg für den geplanten operativen Eingriff bietet, sind unterschiedliche, teilweise sehr individuelle Faktoren ausschlaggebend. Zu berücksichtigen sind das Ausmaß und die Lage der Myome oder die Größe der Gebärmutter (bei Gebärmutterentfernung), aber auch die individuellen Fähigkeiten und Erfahrungen der Operateurin bzw. des Operateurs.

Vorteile des Bauchschnittes: Die Oberbauchorgane (Leber, Nieren, Magen, Gallenblase) können abgetastet werden und eine Organentfernung als Ganzes ist z. B. bei einem sehr großen Uterus myomatosus sicher durchführbar.

Nachteile: Durch die größere Verletzung der Bauchdecke dauert die Rekonvaleszenz länger und es können sich ausgedehnte Verwachsungen bilden.

Operationsverfahren und Indikationen für eine Gebärmutterentfernung

Entfernung des Gebärmutterkörpers bei Erhalt des Gebärmutterhalses (suprazervikale Hysterektomie) mittels Bauchspiegelung oder roboterassistiert

Mittels Bauchspiegelung (laparoskopische suprazervikale Hysterektomie, kurz *LASH*) werden die Eileiter sowie die Bänder, an denen die Eierstöcke am Uterus befestigt sind, und die runden Mutterbänder, die sogenannten Ligamenta teres uteri, abgetrennt. Diese verlaufen rechts und links vom oberen Rand der Gebärmutter durch den Leistenkanal bis zu den großen Schamlippen. Dann

werden die Schlagadern der Gebärmutter unterbunden. Anschließend wird der Gebärmutterkörper mit einer elektrischen Schlinge, die mit Strom schneidet, vom Gebärmutterhals abgetrennt.
Die innere Schleimhaut des verbleibenden Gebärmutterhalses wird durch Hitze zerstört (Koagulation) und der Schnittrand wird, falls erforderlich, vernäht.

Der abgetrennte Gebärmutterkörper wird anschließend mit einem speziellen Schneidegerät, dem Morcellator, zerkleinert und nach außen transportiert.

Verbleiben Schleimhautreste im oberen Gebärmutterhals, kann auch nach dem Entfernen des Gebärmutterkörpers weiterhin eine schwache Menstruationsblutung auftreten. Laut Literaturangaben passiert dies in acht bis 24 Prozent der Fälle.

Ist eine Gebärmutter durch Myome stark vergrößert, kann ein Bauchschnitt als Zugangsweg erforderlich werden. Das chirurgische Vorgehen zum Entfernen des Gebärmutterkörpers selbst bleibt dabei gleich.

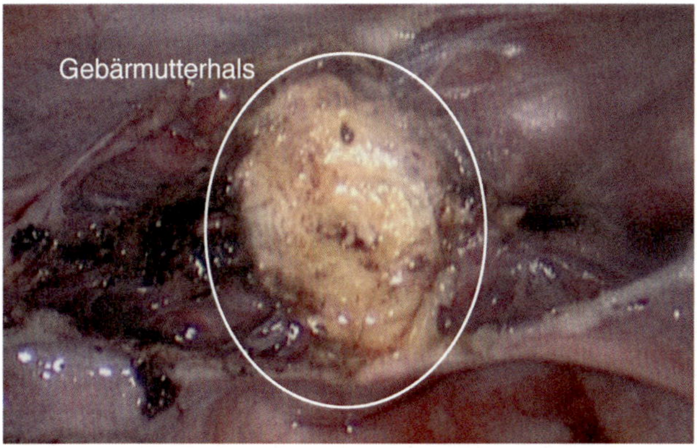

Abb. 17: Gebärmutterhals nach dem Abtrennen des Gebärmutterkörpers

Medizinische Indikation:

- bei sehr starken, andauernden und nicht kontrollierbaren Blutungen
- bei Myomen, die sehr starke Beschwerden verursachen und auf andere Therapien nicht ansprechen, sowie bei einer durch viele Myome vergrößerten Gebärmutter.

Vorteile: Die Komplikationsrate ist bei der suprazervikalen Hysterektomie gegenüber der kompletten Gebärmutterentfernung geringer, insbesondere, was das Verletzungsrisiko der Harnleiter und der Blase betrifft, da beide Organe direkt neben und vor dem Gebärmutterhals verlaufen und somit außerhalb des Operationsgebietes liegen.

Der Gebärmutterhals sorgt durch die starken Bänder, mit denen er am Kreuzbein verankert ist, für die Stabilität der dem Beckenboden aufliegenden Organe Blase und Darm. Dieses Gefüge bleibt beim Erhalt des Gebärmutterhalses funktionsfähig, sodass Harninkontinenz oder Senkungsprobleme seltener auftreten.

Auch wird das sexuelle Empfinden als weit weniger beeinträchtigt erlebt, was sich alleine schon dadurch erklären lässt, dass keine Narbenbildung am Vaginalabschluss entsteht.

Veränderungen im sexuellen Erleben sind nach aller Erfahrung häufig auch ein psychologisches Phänomen, das mit dem Gefühl einhergeht, nach der Hysterektomie keine vollwertige Frau mehr zu sein. Frauen, die aufgrund von Krebserkrankungen ihre Gebärmutter verlieren und im Vorfeld genug Zeit hatten, sich mit der Gebärmutterentfernung auseinanderzusetzen, kommen psychisch deutlich besser mit den Auswirkungen der Operation und dem Verlust der Gebärmutter zurecht als Frauen, die das im Vorfeld nicht konnten.

Hysterektomie über einen Bauchschnitt

Die chirurgische Vorgehensweise bei der kompletten Hysterektomie ist beim Zugangsweg über den Bauchschnitt (längs oder quer) zunächst wie bei der suprazervikalen laparoskopischen Hysterektomie beschrieben: Die runden Mutterbänder, die Eierstöcke und die Eileiter werden vom Gebärmutterkörper abgetrennt. Tiefer im kleinen Becken müssen nun die Harnleiter, die sich direkt neben dem Gebärmutterhals befinden, identifiziert und die enge Verbindung der Blase mit dem Gebärmutterhals durchtrennt werden, um die Gebärmutterarterien durchtrennen zu können. Schließlich wird der Gebärmutterhals von den Sakrouterinbändern und von der Vagina abgetrennt.

Ausschlaggebend für die Wahl des operativen Zugangs sind die Größe der Gebärmutter und die Art der Erkrankung. Ist eine Krebserkrankung der Gebärmutter oder der Eierstöcke der Grund für die Operation, dann erfolgt meist eine Längseröffnung der Bauchhöhle.

Medizinische Indikation:

- sehr große Myome, die starke Beschwerden verursachen und die Funktion von Nachbarorganen beeinträchtigen
- Verdacht auf Bösartigkeit eines schnell gewachsenen Myoms.

Vaginale Hysterektomie und laparoskopisch assistierte vaginale Hysterektomie

Bei der einfachen vaginalen Hysterektomie wird der Gebärmutterhals immer mitentfernt. Dabei werden zu Beginn der Operation die Vaginalwände mit dem Spekulum gespreizt, bis der Gebärmutterhals sichtbar ist und mit einer speziellen Zange nach unten gezogen werden kann. Anschließend wird die Scheidenhaut am Übergang zum

Gebärmutterhals rundherum eingeschnitten, damit Darm und Blase vom Gebärmutterhals abgetrennt werden können.

Nach hinten gelangt man so in den sogenannten Douglas-Raum, den tiefsten Punkt in der weiblichen Bauchhöhle in stehender Position. Nach vorne hin wird unter Verlagerung der Blase nach vorne ebenfalls die Bauchhöhle eröffnet.

Nun können die Haltebänder der Gebärmutter sowie die Verbindung zu den Eileitern und Eierstöcken durchtrennt und die losgelöste Gebärmutter durch die Vagina herausgezogen werden.

Abschließend werden erst die Bauchhöhle, dann die vordere und hintere Scheidenwand verschlossen. Gegebenenfalls wird zur Blutungskontrolle in die Wundhöhle oberhalb des Scheidenverschlusses eine Drainage eingelegt, die einen Tag nach der Operation wieder entfernt wird.

Eine vaginale Gebärmutterentfernung kann mit einer Bauchspiegelung kombiniert werden, wenn die Gebärmutter zu groß ist, um sie als Ganzes über die Vagina zu entfernen. Oder wenn unklare Befunde an den Eierstöcken abgeklärt werden müssen, die unbedingt ohne Zerkleinerung in der freien Bauchhöhle geborgen werden müssen. Dies erfolgt dann in einem sogenannten Bergebeutel.

Bei einer laparoskopisch assistierten vaginalen Hysterektomie können die Gebärmutterarterien im Bauchraum sehr gut dargestellt werden, womit das Risiko einer Blutung deutlich sinkt. Außerdem können andere Beschwerdebilder wie z. B. Verwachsungen oder Endometrioseherde abgeklärt und entfernt werden.

Vorteile gegenüber der vaginalen Gebärmutterentfernung **ohne** Bauchspiegelung:

- Der Bauchraum ist besser einsehbar, wodurch sich die Verletzungsgefahr, beispielsweise der in der Nähe der Blutgefäße der Gebärmutter liegenden Harnleiter, verringert. Zudem kann das gesamte kleine Becken mitsamt der Eileiter und Eierstöcke auf pathologische Veränderungen hin beurteilt werden.

- Die Gebärmutter kann bei geringer Vergrößerung über die Vagina entfernt werden, wodurch ein Bauchschnitt vermieden wird.

Mögliche Folgen nach einer Gebärmutterentfernung

Grundsätzlich sollten Sie sich vor jedem operativen Eingriff ausführlich über die Heilungschancen und Folgewirkungen informieren, denn die Erfahrungen aus der Praxis zeigen, dass eine gut vorbereitete Patientin, die um die möglichen Beschwerden nach einer Operation weiß, weniger Angst und Stress ausgesetzt ist. Eine realistische Erwartungshaltung motiviert zudem die Eigeninitiative, selbst etwas zur Heilungsförderung beizutragen.

Infektionen

Wie bei jedem operativen Eingriff besteht auch bei einer Hysterektomie das Risiko einer bakteriellen Infektion im Bauchraum. Um dem vorzubeugen, wird entsprechend der bundesweiten Qualitätssicherung in der Medizin direkt vor der Operation einmalig ein Antibiotikum gegeben. Die Verabreichung des Antibiotikums wird zudem in einem Qualitätssicherungsprogramm erfasst und an das Institut für Qualität & Patientensicherheit GmbH (BQS) gemeldet.

Da in vielen Fällen für kurze Zeit ein Dauerkatheter in die Blase eingelegt wird, ist die Wahrscheinlichkeit einer Blasenentzündung erhöht. Im Allgemeinen handelt es sich dabei um eine einfache Infektion, die mit einer kurzzeitigen Antibiotikaeinnahme behandelbar ist.

Wundinfektionen in der Bauchdecke sind sehr selten. Sie machen sich als schmerzhafte Rötung der Narbe bemerkbar und erfordern gelegentlich das Auftrennen (Eröffnen) der Nähte.

Postoperative Schmerzen

Es gibt nur wenige Operationen, die nicht mit lokalen Schmerzen verbunden sind. Deshalb werden auch nach Operationen im kleinen Becken, wie nach einer Myomentfernung oder einer Gebärmutterentfernung, üblicherweise direkt postoperativ und in den ersten zwei bis drei Tagen Schmerzmittel verabreicht. Selbst bei einer gut verlaufenden Heilung ist die Narbe in der Bauchdecke mitunter noch lange spürbar.

Werden bei einer vaginalen Hysterektomie die Eierstöcke zu nahe an die Vagina herangezogen, können insbesondere Schmerzen beim Geschlechtsverkehr auftreten.

Narbenschmerzen

Verwachsungen entstehen, wenn aufgrund von Wundflächen oder Entzündungsprozessen die Oberflächen verschiedener Organe miteinander verkleben oder an der Bauch- oder Beckenwand anhaften. Grundsätzlich gilt daher: Je kleiner der Eingriff (minimalinvasiv), desto geringer die Narbenbildung und das Risiko von Verwachsungen.

Die Behandlung von Verwachsungen, die dauerhaft Schmerzen bereiten, ist schwierig und oft mit einer erneuten Operation verbunden.

Schmerzen beim Geschlechtsverkehr

Durch Narben am Vaginalabschluss sowie dort fixierte Eierstöcke können Schmerzen beim Geschlechtsverkehr entstehen. Wenn Frauen sich von der Operation überrumpelt fühlen, können diese Schmerzen auch psychisch bedingt sein.

Harninkontinenz

Wenn der Gebärmutterhals und die Haltebänder erhalten bleiben und das Gefüge des Beckenbodens somit unverletzt bleibt, ist eine neu auftretende Harninkontinenz wenig wahrscheinlich.
Besteht allerdings bereits vor der Operation eine Blasenschwäche, können Sie davon ausgehen, dass diese Störung auch danach fortbestehen bleibt.

Bei umfangreicheren Operationen, wie sie bei Krebserkrankungen der Gebärmutter mitunter erforderlich sind, können zudem geschädigte Nerven die Funktion von Blase oder Darm beeinträchtigen, was sich z. B. in Inkontinenz oder in Entleerungsstörungen äußern kann.

In seltenen Fällen kann es postoperativ zu einer Entleerungsstörung der Blase kommen. Dann wird für einige Tage ein Dauerkatheter angelegt. Halten die Probleme mit dem Entleeren der Blase länger an, müssen die Ursachen unbedingt abgeklärt werden. Denn eine Blase, die sich nicht mehr richtig entleert, erhöht das Risiko für Infektionen.

Senkung der Vagina

Im Allgemeinen wird nach der Entfernung der Gebärmutter die blind endende Vagina (Vaginalabschluss) operativ an den Haltebändern des Gebärmutterhalses, den Sakrouterinligamenten, befestigt. Sind diese zu schwach, gibt es andere Strukturen im weiblichen Becken, sowie verschiedene technische Verfahren, die ein Aufhängen ermöglichen.

Wird die Vagina nicht im Becken befestigt, kann sie nach unten rutschen und eine Senkung mit ihren Folgebeschwerden (Druck- und Senkungsgefühl, Harninkontinenz oder Blasenentleerungsstörungen) verursachen.

Inwieweit nach einer Gebärmutterentfernung mit einer Senkung der Vagina zu rechnen ist, sollte bereits vor der Operation abgeschätzt werden. Dann kann Ihre behandelnde Ärztin bereits im Vorfeld mit Ihnen die eventuell erforderliche Maßnahme, die manchmal auch erst intraoperativ zu entscheiden ist, besprechen.

Verminderung der Libido

Wurden die Eierstöcke entfernt, kann sich durch die fehlenden Hormone die Libido vermindern. Aber auch durch das Entfernen der Gebärmutter kann sich die Wahrnehmung sexueller Lust verändern und das sexuelle Erleben beeinträchtigen.

Unspezifische körperliche Beschwerden, Verstimmungen und Depressionen, die erst mehrere Jahre nach einer Gebärmutterentfernung auftreten, werden als Post-Hysterektomie-Syndrom bezeichnet. Dabei kann es sich um klimakterische Symptome handeln, da die Eierstöcke vermindert durchblutet werden und der Hormonmangel somit früher einsetzt als ohne die Operation. In diesen Fällen kann eine psychosomatische Behandlung hilfreich sein.

Was tun, wenn ...

a) ... Unterbauchschmerzen auftreten?

Schmerzen sind immer ein Hinweis, dass *etwas* nicht stimmt. Die Ursachen können vielfältig sein, da sie von allen Organen im Unterbauch ausgehen können: Dazu zählen Gebärmutter, Eileiter und Eierstöcke, Blase, Harnleiter und Harnröhre, Dickdarm, Blinddarm und Enddarm. Um eine exakte Diagnose zu stellen, muss also sehr genau untersucht werden.

Schmerzen während der Periode sind die wohl häufigste Form von Unterbauchschmerzen bei jungen Frauen und Mädchen. Die als schmerzhaft empfundenen Kontraktionen der Gebärmutter, durch die die Gebärmutterschleimhaut abgestoßen wird, werden während der Periode durch sogenannte Prostaglandine ausgelöst. Die Schmerzen können ein Hinweis auf eine Endometriose oder Myome sein.

Wenn eine Erkrankung ausgeschlossen werden kann, können Medikamente, die die Prostaglandinbildung verhindern, helfen. Mit der Einnahme sollte am besten bereits kurz vor Beginn der Periode begonnen werden.

Aber auch Entspannungstechniken und naturheilkundliche Methoden können hier wirkungsvoll helfen.

Bei einem Myom-Befund sollte immer das Wachstum der Myome beobachtet werden.

Entzündungen der Eileiter (und Eierstöcke) sind ebenfalls eine häufige Ursache für Unterbauchschmerzen, vor allem bei jungen Frauen.

Die Schmerzen sind oberhalb des Schambeins lokalisiert. Sie sind andauernd, meist an Stärke zunehmend, und können sogar mit Fieber verbunden sein. Reagiert das Bauchfell mit, wird selbst der geringste Druck auf den Bauch, der sich dabei automatisch anspannt, als extrem schmerzhaft empfunden (Bauchfellentzündung).

Erste Hinweise auf eine derartige Entzündung kann ein einfacher Abstrich aus der Vagina geben, der aufzeigt, dass die normale Scheidenflora gestört ist. Eine sogenannte Leukorrhoe, also das massenhafte Vorkommen weißer Blutkörperchen im Vaginalsekret, ist charakteristisch für eine Eierstockentzündung und äußert sich in Form von vermehrtem, meist übel riechendem Ausfluss.

In diesen Fällen ist die Anzahl weißer Blutkörperchen im Blut stark erhöht, eventuell auch das C-reaktive Protein (CRP), ein sehr empfindlicher Entzündungsmarker, der schneller als die Blutkörperchen reagiert und dessen erhöhter Wert bereits nachweisbar ist, wenn das Blutbild noch keine wesentlichen Veränderungen erkennen lässt.

Die häufigsten Erreger von Eileiterentzündungen sind Chlamydien. Sie gelten heute als Hauptverursacher von verklebten Eileitern und somit von weiblicher Sterilität. Am erfolgreichsten wird die Erkrankung mit dem Antibiotikum Doxycyclin behandelt, das sehr erregerspezifisch wirkt.

Unterbauchschmerzen treten aber nicht nur bei jungen Frauen auf. Mitten im Zyklus auftretende Unterbauchschmerzen können während der fruchtbaren Jahre ein Hinweis auf den Eisprung sein. Das ist völlig harmlos.

Selten kommt es beim Eisprung zu einer Blutung am Eierstock, was sehr heftige Schmerzen auslösen kann, weil dabei das Blut mit dem Bauchfell in Berührung kommt. Wird im vaginalen Ultraschall Flüssigkeit nachgewiesen, sollte gegebenenfalls eine abklärende Bauchspiegelung erfolgen.

Selbst bei postmenopausalen Frauen treten Unterbauchschmerzen auf. Sie können Ausdruck von raumfordernden Prozessen sein, beispielsweise von Eierstocktumoren. Differentialdiagnostisch können Unterbauchschmerzen auch vom Darm kommen, beispielsweise durch entzündete Divertikel, das sind Ausstülpungen der Darmschleimhaut.

Mittige Schmerzen über dem Venushügel bzw. der Symphyse, können ebenfalls ein Hinweis auf eine Blasenentzündung sein. Da sich mit zunehmendem Alter die Sensibilität der Blase verändert, werden Blasenentzündungen in fortgeschrittenen Jahren anders wahrgenommen als von jungen Frauen.

b) ... Blutungsstörungen auftreten?

Vor den Wechseljahren

Kein Zyklus gleicht hormonell dem anderen. Deshalb kann es zu einem Ungleichgewicht der Hormone kommen, welches azyklische Blutungen zwischen den Regelblutungen auslösen kann. Aber auch die Stärke und Dauer der Blutungen (Hypermenorrhoen oder Menometrorrhagien) können schwanken.

Treten diese Unregelmäßigkeiten einmal auf, ist keine weitere Untersuchung nötig. Bei häufigerem Auftreten sollten Sie nach den Ursachen suchen lassen. Myome oder Polypen in der Gebärmutterhöhle könnten die Verursacher sein. Sie sollten behandelt werden, damit sich Blutungsstärke und -dauer normalisieren.

Während der Wechseljahre

In dieser Zeit der hormonellen Umstellung treten vermehrt unregelmäßige Periodenblutungen in wechselnder Stärke auf. Sie sind meist auf die sich verändernde Hormonproduktion und das aus dem Takt geratene hormonelle Zusammenspiel zwischen dem Zwischenhirn und den Eierstöcken zurückzuführen. In dieser Lebensphase werden Myome häufig erstmals entdeckt und als Ursache für die Blutungen erkannt.

Nach der Menopause

Völlig harmlos sind Blutungen in den ersten zwei Jahren nach der letzten Regel (Menopause), die durch nochmals aktive Eierstöcke ausgelöst werden.

Veränderungen der Gebärmutterschleimhaut, die Blutungen auslösen, lassen sich durch einen vaginalen Ultraschall gut diagnostizieren. Besteht dabei auch nur der leiseste Verdacht auf eine bösartige Veränderung der Gebärmutterschleimhaut, lassen Sie dies durch eine Ausschabung oder eine Gebärmutterspiegelung abklären.

Nach der Menopause scheiden Myome als Blutungsursache aus.

Mitunter können auch Blutungen auftreten, wenn die Gebärmutterschleimhaut infolge eines lang anhaltenden fehlenden Hormoneinflusses quasi »austrocknet«. Diese Diagnose lässt sich allerdings nur mittels einer Gebärmutterspiegelung stellen. Auch in diesen Fällen spielen Myome keine Rolle.

Bei Blutungen ab dem 70. Lebensjahr spricht man von der »Blutung im Senium«, die immer histologisch abgeklärt werden muss, da der Altersgipfel für Gebärmutterschleimhautkrebs in dieses Lebensalter fällt.

c) ... Myome entdeckt werden oder bekannte Myome wachsen?

Da Myome gutartige Gebärmuttergeschwülste sind, die nur dann einer Behandlung bedürfen, wenn sie stark wachsen und dadurch andere Organe in ihrer Funktion beeinträchtigen, Blutungsstörungen auslösen, Schmerzen verursachen oder wenn sie eine gewünschte Schwangerschaft in ihrer Entwicklung behindern, sind eine Verlaufskontrolle und die Beobachtung der Beschwerden mittels Ultraschall die ersten Maßnahmen. Bei starken, anhaltenden Blutungen ist eine Behandlung der Myome sinnvoll und erforderlich.

Bei sehr starkem Wachstum eines oder mehrerer Myome und/oder wenn sich im Ultraschall Anzeichen einer Bösartigkeit zeigen, muss z. B. mittels MRT weiter abgeklärt werden. Bestätigt sich der Verdacht, ist eine Entfernung der Gebärmutter unumgänglich.

d) ... die Gebärmutter entfernt werden soll?

Wenn Sie Zweifel an einer empfohlenen Gebärmutterentfernung haben, sollten Sie sich in jedem Fall eine ärztliche Zweitmeinung einholen. Auch dann, wenn Sie Ihre Gebärmutter nicht mehr »brauchen«, muss für deren Entfernung ein triftiger medizinischer Grund, also eine harte Indikation, vorliegen.

PHYTOTHERAPIE: MIT DER KRAFT DER HEILPFLANZEN MYOME BEHANDELN

Dr. med. Anja Maria Engelsing

Prinzipien der Therapie mit Heilpflanzen

Heilpflanzen werden in der Heilkunde vermutlich schon so lange angewendet, wie es uns Menschen gibt. Aus der griechischen Mythologie ist überliefert, dass die Soldaten des Achilles, des Helden aus Homers *Ilias*, ihre Wunden mit Schafgarbe behandelten. Darum trägt die Schafgarbe, eine der wichtigsten Pflanzen in der Phytotherapie, wenn es um Myome geht, bis heute den botanischen Namen Achillea millefolium.

Es gibt verschiedene Wege, mit Heilpflanzen zu arbeiten.

Der wissenschaftliche Einsatz von Heilpflanzen beruht auf dem Nachweis der medizinischen Wirksamkeit von Pflanzenbestandteilen. Die Heilwirkung einer Pflanze kann dabei weit über die Wirksamkeit ihrer einzelnen Bestandteile hinausgehen, wie es beispielsweise bei Johanniskraut erwiesen ist.

Eine weitere Herangehensweise ist die Erfahrungsheilkunde. Das ist erfahrenes, erlebtes Wissen über die Heilwirkung von Pflanzen, das über Generationen weitergegeben wurde.

Heilpflanzenwissen kann auch intuitiv entstehen, oft inspiriert von der Gestalt der Pflanze. Eine der bekanntesten Vertreterinnen dieser Arbeitsweise war die Äbtissin Hildegard von Bingen, deren umfangreiches Wissen über die Heilwirkung von Pflanzen bis heute nichts von seiner Gültigkeit verloren hat. Auch viele der hochwirksamen pflanzlichen Urtinkturen gehören in die Kategorie dieses intuitiven Aneignens.

Konkretes Vorgehen

Myome der Gebärmutter können je nach Befund sowohl komplementär, also begleitend zu anderen Therapien, als auch ausschließlich phytotherapeutisch behandelt werden. Dabei sollten Sie mit Ihrer Frauenärztin abstimmen, wie vorgegangen wird, z. B. in welchen Zeiträumen der Nutzen der Phytotherapie mittels Ultraschall und gynäkologischer Untersuchung validiert wird. Ein eventueller Eisenmangel und eine Anämie können dabei über die Blutbild- und Ferritinkontrollen gut im Blick behalten werden. Diese Therapiekontrolle ist erfahrungsgemäß im Turnus von drei bzw. sechs Monaten sinnvoll.

Anwendung und Dosierung zur Behandlung von Myomen und myombedingten Beschwerden

Die Phytotherapie eignet sich nicht nur zur Behandlung von Myomen, sondern auch bei myombedingten Beschwerden, wie Hypermenorrhoe, Dysmenorrhoe (schmerzhafte Monatsblutungen) oder Anämie und Eisenmangel.

Die Heilpflanzen können in Form von Tees, als Fertigarzneien in Tropfen- oder Tablettenform, als Urtinkturen sowie durch lokale Anwendungen wie Auflagen oder Wickel angewendet werden.

Porträts wichtiger Heilpflanzen zur Therapie von Myomen und myombedingten Beschwerden

Frauenmantel

Die heimische Heilpflanze wächst in Gärten und auf Almen, wobei der Bergfrauenmantel als wirksamer gilt als seine Gartenschwestern. Verwendet werden die getrockneten Blätter und Blüten der Pflanze. Die Blätter, die umgedreht wie ein Umhang oder eben ein Mantel geformt sind, gaben der Pflanze auch ihren Namen. Meine Lieblingsbeschreibung des Seelenthemas von Frauenmantel ist »Ich bin geschützt in meinem Sein als Frau«, was sich angesichts des Aussehens der Frauenmantelblätter gut nachvollziehen lässt.

Frauenmantel ist als Frauenheilpflanze ein Tausendsassa. Er wirkt hormonell ausgleichend und stabilisiert den Zyklus. Diese Wirkung nutzen wir in der Therapie von Gebärmuttermyomen. Darüber hinaus wirkt er entzündungshemmend bei Vaginalinfekten, lindert PMS- und Menstruationsbeschwerden und hilft gegen viele lästige Symptome der Wechseljahre.

Als Tee ist der Frauenmantel sehr gut verträglich, kann bei längerfristiger Einnahme jedoch Magen-Darm-Beschwerden, insbesondere Obstipation (Verstopfung) verursachen, da die Pflanze sehr viel Gerbsäure enthält.

Gänsefingerkraut

Gänsefingerkraut gehört wie der Frauenmantel zu den Rosengewächsen. Pharmazeutische Verwendung findet die europäische Heilpflanze vor allem bei krampfartigen Beschwerden, und sie gilt als das potenteste Pflanzenheilmittel zur Behandlung von Menstruationskrämpfen. Angewendet wird sie als Tee oder in Fertigarzneimitteln.

Hirtentäschel

Die oberirdisch wachsenden Teile des bei uns in Europa vorkommenden Hirtentäschels können in getrockneter Form als Tee, Urtinkturen oder als Tabletten eingenommen werden. Die Wirkung gegen starke Menstruationsblutungen ist dabei beeindruckend. Auch Hebammen verwenden Hirtentäschel-Urtinktur bei zu starken Blutungen nach Geburten, mit oft verblüffendem Erfolg.

Bei sehr starken Blutungen wird die Hirtentäschel-Urtinktur deutlich höher als üblich empfohlen dosiert, und in der Akutsituation werden wiederholt 5 bis 10 Tropfen mit wenig Wasser eingenommen, bis die Blutungen nachlassen.

Kamille

Die getrockneten Blüten der Kamille wirken als Tee wunderbar gegen Bauch- und Menstruationsschmerzen.

Kurkuma

Auch Safranwurzel oder Gelbwurz genannt, gehört Kurkuma zu den Ingwergewächsen und stammt aus Südostasien. Bekannt als kräftig gelb färbendes Gewürz, das in vielen Curry-Mischungen enthalten ist, kann Kurkuma aber noch viel mehr. Der Wirkstoff Curcumin ist vermutlich dafür verantwortlich, dass Kurkuma Beschwerden des Magen-Darm-Trakts lindert, Leber und Galle unterstützt und das Immunsystem stärkt.

Löwenzahn

Unsere Wiesenpflanze Löwenzahn mit den leuchtend gelben Blüten ist die bekannteste der Leberheilpflanzen. Arzneilich wird die komplette Pflanze, inklusive der Wurzeln, verwendet und kann als

Frischpflanzensaft, als Zutat von Wildkräuter-Salaten, in Tablettenform und als Urtinktur eingenommen werden.

Mariendistel

Die vor allem im Mittelmeerraum wachsende Pflanze wird seit der Antike als Heilmittel geschätzt. Der pharmakologische Wirkstoff der Mariendistel ist Silymarin, der in Tees jedoch nicht ausreichend hoch dosiert werden kann. Zur Entgiftung, Unterstützung und Regeneration der Leber sollte deshalb auf Tabletten, Frischsäfte oder Mariendistel-Urtinkturen zurückgegriffen werden. Neben den Präparaten aus der Apotheke sind auch diverse Produkte in Drogerien erhältlich.

Mönchspfeffer

Die Früchte des Mönchspfeffer-Strauchs haben eine wissenschaftlich erwiesene stabilisierende Wirkung auf den weiblichen Zyklus. Das liegt an den Inhaltsstoffen der dunklen Beeren, die das Hormon Prolaktin senken und dopaminerg wirken. Dadurch wird indirekt ein progesteronartiger Effekt erzielt, der nachweislich PMS-Beschwerden, insbesondere Brustspannen in der zweiten Zyklushälfte, lindert, die Zykluslänge normalisiert und einen bestehenden Kinderwunsch unterstützt.

Aufgrund dieser progesteronartigen Wirkung und der Linderung von Menstruationsbeschwerden wird der Mönchspfeffer in Tablettenform oder als Urtinktur bei der Therapie von Myomen bevorzugt eingesetzt.

Schafgarbe

Die Pflanze mit den wunderschönen Blüten und vielen kleinen Blättern, die ihren botanischen Namen von dem Kriegshelden

Achilles geerbt hat, wächst überall bei uns, in unseren Gärten und an Wiesenrändern. Die Schafgarbe ist neben dem Frauenmantel die wichtigste Gebärmutterheilpflanze. Sie unterstützt die Ausleitung von Schadstoffen und sie bewirkt, dass sich Myome und Zysten an den Eierstöcken zurückbilden können. Zusätzlich wirkt sie blutungsstillend und fördert einen gleichmäßigen, wohltuenden Menstruationsfluss. Angewendet wird Schafgarbe als Tee, Urtinktur, Pflanzensaft und in Kapselform.

Die Wirkung der wichtigsten Heilkräuter	
Blutungsstillend und krampflindernd	Gänsefingerkraut, Kamille, Ingwer und Frauenmantel
Blutungsstillend	Hirtentäschel und Schafgarbe
Hormonell ausgleichend und zyklusstabilisierend	Mönchspfeffer und Frauenmantel
Die Leber unterstützend und damit mindernd auf eine mögliche Östrogen-Dominanz wirkend	Mariendistel, Löwenzahn, Kurkuma und Artischocke
Die Myomgröße reduzierend	Grünteeextrakt (Epigallocatechin-Gallat [EGCG]; 200 µmol/L), Vitamin D und Schafgarbe[13]
Die Eisenaufnahme und Blutbildung unterstützend	Holunder, Hagebutte, Brennnessel, Zitrone, Matcha

Teemischungen

Die Teemischungen werden je nach Symptomen und Behandlungsziel individuell zusammengestellt. Verwendet werden hierzu hauptsächlich die getrockneten Blätter und/oder Blüten der Heilpflanzen. Um diese Tees selbst herzustellen, ist einiges an Erfahrung nötig. Alternativ können Sie sich fachkundige Anleitung holen, z. B. von einer Kräuterpädagogin. Fertige Teemischungen sind in gut sortierten phytotherapeutisch ausgerichteten Apotheken und teilweise auch über den Einzelhandel erhältlich, wobei Sie hier unbedingt auf biozertifizierte Qualität achten sollten.

Als Faustregel gilt: Zwei gehäufte Esslöffel der getrockneten Heilpflanzenmischung werden mit 500 Milliliter Wasser übergossen, das zuvor gekocht hat. Optimal ist eine Temperatur von 80 Grad Celsius.

Soweit nicht anders angegeben, lassen Sie den Sud dann zehn bis 15 Minuten ziehen und gießen ihn anschließend durch ein kleines Sieb.

Empfohlene Dosis: Täglich 500 Milliliter bzw. 2 x 250 Milliliter (entspricht einer großen Tasse) des Heilpflanzentees trinken. Die Dauer der Teekur sollte in Absprache mit der behandelnden Frauenärztin oder einer auf gynäkologische Erkrankungen spezialisierten Heilpraktikerin zwischen sechs und 12 Wochen betragen.

Besonderheiten: Mönchspfeffer und Artischocke eignen sich nicht als Teepflanzen und finden eher in Fertigarzneien Anwendung.

Die Hagebutte muss für die Teezubereitung frisch oder getrocknet zerkleinert und am besten gemahlen werden. Zur Verbesserung des Eisenspeichers eignet sich die Hagebutte in pulverisierter Form als heimisches, regionales »Superfood«, das beispielsweise als Zugabe zu Porridge, Müsli oder Joghurt gegessen werden kann. Die empfohlene Tagesdosis von Hagebuttenpulver beträgt 5 bis 10 Gramm, und die von Matcha 2 bis 5 Gramm.

Frisch gepresster Zitronensaft wird in den Tee gegeben oder mit heißem Wasser pur getrunken.

Heiltees für Myome

Alle genannten Pflanzen, die als getrocknetes Kraut verwendet werden können, lassen sich zu Heiltees mit verschiedenen Wirkschwerpunkten zusammenstellen. Im Folgenden ein Beispiel für einen Myom-Heiltee, der individuell noch durch weitere Bestandteile ergänzt werden kann.

Rezept für den Heiltee

2 Teile Schafgarbe
2 Teile Frauenmantel
1 Teil Löwenzahn
1 Teil Hirtentäschel (falls keine starken Blutungen vorliegen, kann dieser Bestandteil weggelassen werden)

Von der getrockneten Kräuter-Mischung 2 Esslöffel mit einem halben Liter Wasser übergießen, das zuvor gekocht hat. Zehn bis 15 Minuten ziehen lassen, abseihen und am besten noch warm genießen. Anwendungsdauer: 2 Tassen täglich, über sechs bis acht Wochen, nach Absprache auch länger.

Urtinkturen

Für die Herstellung von Urtinkturen werden pflanzliche Ausgangsstoffe per Hand oder in einer Verarbeitungsform, die der händischen entspricht, gepresst, verrieben und in Alkohol eingelegt, damit sich die Wirkstoffe entfalten können. Alternativ können auch Säfte von frischen Pflanzen mit Alkohol vermischt werden. Bei hochwertigen Fertigprodukten, zum Beispiel von CERES oder DHU, reichen bereits nur wenige mit Wasser eingenommene Tropfen täglich, um die Heilpflanzenwirkung zu erzielen.

Pflanzliche Fertigarzneien

Mönchspfeffer, Hirtentäschel und Mariendistel werden als pflanzliche Fertigarzneien in Tablettenform angeboten. Deren Einnahme ist praktischer und einfacher als das Teetrinken, und anders als bei den Urtinkturen ist kein Alkohol enthalten. Hier lohnt sich die Beratung in einer auf Heilpflanzenkunde spezialisierten Apotheke.

Frischpflanzenpresssäfte

Naturreine Frischpflanzenpresssäfte aus Schafgarbe, Artischocke, Brennnessel, Löwenzahn, Ingwer und Brennnessel sind in Reformhäusern, Biosupermärkten und Apotheken erhältlich. Die Dosierung richtet sich nach der Packungsbeilage.

Auflagen mit Schafgarbe

Ein altes Hausmittel zur begleitenden Behandlung von Myomen und myombedingten Beschwerden sind Schafgarbenauflagen. Dafür wird ein Baumwolltuch 15 Minuten in einem starken Sud aus Schafgarbe (3 bis 4 Esslöffel Kraut auf 500 Milliliter abgekochtes Wasser) ziehen gelassen und anschließend auf den Unterbauch gelegt. Intensiviert wird die Wirkung der Schafgarbenauflage mit einer Wärmflasche. Während der 20- bis 30-minütigen Anwendung sollten Sie ruhen. Nutzen Sie diese Zeit, um mit Ihrer Gebärmutter in Kontakt zu kommen und in einen inneren Dialog zu gehen, positive Affirmationen zu sprechen und Heilendes zu visualisieren. Oder Sie ruhen einfach nur, um sich selbst und damit dem heilenden Prozess Raum zu geben.

Jin Shin Jyutsu: Heilsame Berührungen vor und nach einer OP

Ist z. B. ein operativer Eingriff medizinisch unumgänglich, kann die japanische Heilkunst des Jin Shin Jyutsu helfen, Ängste zu nehmen, zu beruhigen und innerlich auszugleichen.

Ähnlich wie beim Qigong beruht Jin Shin Jyutsu auf der Annahme von Energieströmen, die unseren Körper durchfließen. Staut sich die Energie durch Blockaden, können Beschwerden entstehen. Der Fluss der Lebensenergie wird dabei durch Berührung (Handauflegen) ausgewählter Körperbereiche aktiviert und harmonisiert.

Für die Selbstbehandlung vor und nach einer Operation genügen wenige einfache Griffe:

Umfassen Sie mit der Hand einen Finger der anderen Hand und halten Sie diesen leicht gedrückt in einer bequemen Position, solange es angenehm ist, möglichst einige Minuten lang. Dann wechseln Sie zum nächsten Finger. Richten Sie Ihre Aufmerksamkeit nach innen und achten Sie dabei auf Ihr Empfinden, auf das, was sich in Ihnen bewegt und darauf, wo Ihre Hände bleiben möchten. Wenn sich Angst oder Trauer einstellen, können Sie diesen Gefühlen nachgehen.

Jeder Finger ist einem bestimmten Organ mit einer bestimmten Körperfunktion und einem bestimmten seelischen Zustand zugeordnet, die mittels Halten des jeweiligen Fingers mit der anderen Hand *geströmt* und harmonisiert werden.

- Der *Daumen* gehört zu Milz, Magen und der Hautoberfläche. Als Gefühl wird ihm die Sorge zugeordnet. Das Halten des Daumens wirkt bei Infektionen, Müdigkeit und Energiemangel.

- Der *Zeigefinger* steht für Niere und Blase sowie für das Muskelsystem. Ihm wird die Angst zugeordnet. Wenn Sie vor einer Operation Panik und Angst verspüren, halten Sie einfach bis zur Narkose Ihren Zeigefinger, um beruhigend auf sich einzuwirken!
- Der *Mittelfinger* steht für Leber, Gallenblase und Blutessenz. Gefühle von Wut können über den Mittelfinger neutralisiert werden.
- Dem *Ringfinger* werden Lunge, Dickdarm und die tiefe Hautschicht sowie das Gefühl der Trauer zugeordnet.
- Das Halten des *kleinen Fingers* harmonisiert Herz, Dünndarm und den Knochenbau. Die seelische Einstellung, für die er steht, ist das Bemühen oder Verstellen.
- Die *Mitte der Handfläche* berührt das Zwerchfell und den Nabel als Lebensquelle. Emotional wird ihr der Zustand der Verzweiflung zugeordnet.

Für das Halten gibt es keine festen Regeln. Probieren Sie es einfach aus! Bei diesen Übungen können Sie nichts falsch machen.

Mögliche tiefergehende emotionale Themen bei Myomen

Unser Menschsein ist ein komplexes Ineinanderverflochtensein von Körper, Seele und Geist mit unterschiedlichen Aspekten, die untrennbar zusammengehören, egal, welche Begriffe auch immer wir dafür für uns finden. Darum ist es logisch und fraglos, dass körperliche Beschwerden und Veränderungen immer auch mit möglichen seelischen und emotionalen Themen einhergehen. Da unsere Erfahrungen stets ganz individuell sind und auf unserer eigenen, ganz persönlichen Wahrheit beruhen, lässt sich das Miteinander-Wirken von Körper, Geist und Seele in kein Schema und in keine Schublade einpassen. Dennoch gibt es Erfahrungen, die als emotionale Themen mit dem Entstehen von Myomen in Zusammenhang stehen können und die als eine Einladung zu verstehen sind, die eigene Situation zu reflektieren, um daraus auf einer tieferen Ebene Heilung zu ermöglichen.

Zu Gebärendes

Traditionell werden Myome im Bereich der Psychosomatik als Ausdruck eines unerfüllten Kinderwunsches gesehen. Das ist durchaus nachvollziehbar, fügen sich Myome doch wie kleine oder größere Verdichtungen in das Gewebe der Gebärmutter ein. Die Erfahrung zeigt jedoch, dass der alleinige Fokus auf einen unerfüllten Kinderwunsch, wie in der gängigen Psychosomatik üblich, viel zu eng gefasst ist. »Myome stehen für zu Gebärendes« trifft es viel besser und lässt mehr Raum für die eigene, individuelle Wahrheit.

Myome scheinen das zu verkörpern, was Frau in die Welt bringen wollte, es aber aus den unterschiedlichsten Gründen nicht getan hat. Das können eigene Kinder sein, wenn zum Beispiel die Partnerschaft für gemeinsames Elternsein keinen Raum lässt. Oder weil »Mister Right« einfach noch nicht gefunden wurde. Oder die berufliche Situation lässt eigene Kinder unmöglich erscheinen, was ja gerade für Frauen in Führungspositionen ein großes Thema ist.

Myome können aber genauso gut für Persönlichkeitsaspekte stehen, die im Leben keinen oder zu wenig Platz finden, beispielsweise der eigenen Kreativität Ausdruck zu verleihen, was im zu dichten Berufs- und Familienleben als unmöglich erscheint. Oder wenn eine berufliche Veränderung nicht gewagt wird, weil sie vielleicht einen Verzicht auf Sicherheit und Komfort mit sich bringt. Es können auch Emotionen wie Wut, Empörung oder Scham sein, die aus triftigem Grund zu einer bestimmten Zeit unseres Lebens verdrängt oder ausgeblendet werden mussten, die aber zu uns gehören. Für das Wieder-Fühlen-Lernen dieser verdrängten Emotionen empfiehlt es sich, professionelle Hilfe zu holen.

Aus meiner Praxiserfahrung können für das Entstehen von Myomen zudem Themen rund um die Schwangerschaft bedeutungsvoll sein. Der »verlorene Zwilling« kann da ein prägendes Ereignis sein. Es ist medizinisch erwiesen, dass bei etwa einem Drittel der Zwillingsschwangerschaften einer der Zwillinge früh stirbt, oft schon in der Frühschwangerschaft. Dieses sogenannte Vanishing-Twin-Syndrom wurde vor der Einführung regelmäßiger Ultraschalluntersuchungen oft gar nicht bemerkt. Manchmal fand man nach der Geburt des lebendig gebliebenen Zwillings den zumeist winzig gebliebenen zweiten Zwilling in der Plazenta oder in den Eihäuten. Die Erfahrung, einmal *zwei* gewesen zu sein und den Zwilling verloren zu haben, birgt eine sehr gewichtige seelische Dynamik, wie wir aus der Prä- und Perinatalpsychologie wissen. Quälende Sehnsucht, Einsamkeit und unerklärliche Schuldgefühle können die Folgen dieses frühen, oft nicht bewussten Verlustes sein. Im Rahmen meiner Geburtsprozess-Arbeit mit dem Gebärmutterfeld konnte ich wiederholt miterleben, wie diese Verlustgefühle im Zusammenhang mit dem Auftreten von Myomen stehen können.

Auch Fehlgeburten und insbesondere Abtreibungen können für die Myomentstehung ein möglicher emotionaler Faktor sein. Schwangerschaften, die nicht zur Geburt eines Kindes geführt haben, gehen nie spurlos an einem vorüber. Oft versteckt sich große Trauer darüber sowie Schuld-, Scham- und Wutgefühle, die mitunter behutsam erkannt und gefühlt werden möchten.

Damit das Geschehene nicht erneut allein durchlebt werden muss, kann es sehr wichtig sein, sich fachkundige Begleitung zu suchen.

Die eigene Wahrheit spüren

Es gibt nicht *die* eine seelische Ursache für Myome, sondern nur die eigene Wahrheit. Jede Erkrankung und jede körperliche Veränderung ist eine Einladung zur Selbsterforschung und zum tieferen Kennenlernen von sich selbst.

Die Frage lautet: Was ist *meine* Wahrheit, die sich möglicherweise auch im Myomwachstum meiner Gebärmutter ausdrückt, und wie kann ich sie wieder spüren lernen?

Um das herauszufinden, betrachten Sie den Zeitraum, bevor der Myombefund erstmals festgestellt wurde. Gab es damals einen partnerschaftlichen Konflikt, eine schwierige familiäre Situation oder belastende berufliche Probleme? Haben sich die Lebensumstände so angefühlt, als gäbe es dafür keine gute Lösung, egal in welche Richtung es versucht wird?

Mögliche Zusammenhänge zwischen der Myomentstehung und einer emotionalen Thematik lassen sich meist nur erkennen und verstehen, wenn das Gewesene nicht nur rational analysiert wird. Tiefe innere Wahrheiten und Empfindungen erreichen unser Bewusstsein immer dann, wenn wir nicht in unserem Kopf verharren, sondern uns entspannt und vertrauensvoll unserem eigenen Inneren nähern. Viele Wege führen dahin. Musik, Tanz, Körperausdruck und Bewegung sind ein Weg, den Zugang zu erleichtern:

- Visualisieren Sie zu ruhiger Musik in einem eher meditativen Zustand die eigene Gebärmutter, nehmen Sie Kontakt mit ihr auf, und vielleicht können Sie sogar in den Dialog mit ihr gehen.
- Orientalischer Bauchtanz ist eine weitere Möglichkeit, der eigenen Wahrheit auf die Spur zu kommen. Der intensive Fokus dabei auf dem, was in der Yogasprache Sakralchakra heißt, bringt viel Energie und damit Klarheit in genau den Bereich des Körpers, um den es geht, nämlich die Gebärmutter und ihre umgebenden Organe und Strukturen.

- Intuitives Malen kann, ebenso wie intuitives Schreiben, unbewusste Zusammenhänge deutlich werden lassen.

Körpertherapie, insbesondere die osteopathische Heilbehandlung und die Kraniosakraltherapie, lösen nicht nur Verklebungen und Verdichtungen auf bindegewebiger Ebene, sondern bringen oft auch Erinnerungen und Emotionen wieder an den Tag. Osteopathie gehört dabei immer zu einem ganzheitlichen Therapiekonzept für Myome, und kann auf der emotionalen Ebene zu mehr Integration und Verständnis verhelfen.

Wenn Sie sich auf die Suche nach möglichen tiefergehenden emotionalen Themen begeben, die im Zusammenhang mit dem Auftreten Ihrer Myome stehen könnten, holen Sie sich fachliche Begleitung durch eine Psychotherapeutin oder Beraterin, die über reichlich Erfahrung mit Frauenthemen verfügt und einen besonderen Zugang dazu hat.

Manchmal gelingt es dabei sogar, die Myome als Botschaften einer tieferliegenden eigenen Wahrheit schätzen zu lernen, die unser Körper schon lange wusste, die wir aber bisher nicht hören konnten oder wollten.

FÜR EINEN HEILSAMEN UMGANG MIT MYOMEN

Dr. Mag. Gabriele Pröll

Selbstheilungsarbeit mit praktischen Übungen nach der Methode Wildwuchs®

Als Frauenforscherin, Lebens- und Selbstheilungsberaterin begleite ich seit 25 Jahren Frauen in persönlichen Krisensituationen und in der Heilarbeit. Der Schwerpunkt in der Selbstheilungspraxis liegt dabei auf der Unterleibs- und Brustgesundheit.

Neben Gebärmuttererkrankungen wie Endometriose, sind insbesondere Myome und myombedingte Beschwerden mit das häufigste Thema der Frauen, die meine Selbstheilungsberatung als zertifizierte Wildwuchsberaterin aufsuchen.

Bei der Selbstheilung nach der Methode Wildwuchs® erkunden Frauen mithilfe innerer Bilder und der Weisheit ihres Körpers ihr Problem, ihre Beschwerden oder ihre Erkrankung. Die Informationen in den inneren Bildern erzählen, was dem Körper fehlt und was er braucht. Daraus lassen sich ganz persönliche Heilungsschritte für einen gesundheitsfördernden Alltag entwickeln.

Mit den hier vorgestellten Strategien und praktischen Übungen möchte ich Ihren Blick für die in Ihnen liegenden Selbstheilungsoptionen öffnen, die Ihre Handlungskompetenz für einen heilsamen Umgang mit Ihrer Gebärmutter stärken.

Frauen haben oftmals mehr Angst vor ihrer Kraft als vor dem Leiden

Die Gebärmutter ist der heiligste Ort in unserem Körper. Dort entsteht neues Leben, dort wohnt unendliche Lust, dort sprudelt schöpferische und kreative Energie, dort entspringt Wachstum. Wenn dort jedoch etwas wächst, das dort nicht hingehört und nicht erwünscht ist, wie beispielsweise ein Myom, dann ist es an der Zeit, genauer hinzuschauen und zu erspüren, wofür dieses Myom steht und was das Eigentliche ist, das dahinter liegt und auf gesunde Weise wachsen will.

Dieses Erspüren zu trainieren, um sich mit der eigenen Körper- bzw. Leibweisheit zu verbinden und das tieferliegende innere Thema zu erfassen, ist ein erster, wichtiger Schritt im Selbstheilungsprozess.

Die Leibweisheit bzw. Leibphilosophie – die ursprüngliche weibliche Form der Philosophie, die auf die Göttin Sophia zurückgeht – besagt, dass es einen grundlegenden Unterschied gibt zwischen »einen Körper haben« und »*im* Körper sein«. Denn körperlich können wir viel mehr erkennen, als unser Sprachbewusstsein umfasst. Nicht das Denken, sondern der innere Tastsinn ist das entscheidende Element, um uns selbst zu erkennen.

Dieses *innere Spüren* und *Sehen* ist das spezielle Element in meiner Heilarbeit. Ich begleite Frauen dabei, sich in ihrem Körper wieder mehr zu spüren, ihre Gebärmutter als weibliches Zentrum für sich zu öffnen und diesen heiligen Raum zu reinigen, zu ordnen und zu beleben. Von zentraler Bedeutung ist dabei, dass Frauen sich selbst ermächtigen und ihren ureigenen Heilungsweg gehen.
Selbstheilung nach der Methode Wildwuchs® ermöglicht es, ein Problem, eine Beschwerde oder eine Erkrankung mithilfe innerer Bilder und der Weisheit des Körpers besser zu verstehen, die Botschaft dahinter zu erkennen und eigene Heilungsschritte zu entwickeln. Konkret bedeutet das, mithilfe körperorientierter Visuali-

sierungen ein ganz persönliches Selbstheilungsrezept zu erstellen. Unsere Kraft sitzt im Unterleib, der häufig als namenloses »da unten« empfunden wird – als etwas Fremdes, Bedrohliches, Unberechenbares, mit dem Frau möglichst wenig zu tun haben möchte. Mit einer Vagina, die als eklig, und einer Menstruation, die als unnötig und lästig beschrieben wird.

In diesem »da unten« wächst also etwas, das nicht dorthin gehört, wie beispielsweise Zysten, Myome oder Endometriosegewebe, und das Schmerzen und Krämpfe verursacht und dazu mit einem üblen Geruch einhergeht.

Zu Beginn der Selbstheilungsarbeit wird dieses »da unten« oft als modriger, verwahrloster und vergessener oder versperrter Keller visualisiert.

Den Unterleib wieder anzunehmen, bedeutet tatsächlich, sich auf den Weg in die eigene *Unterwelt* zu begeben und Licht ins Dunkle zu bringen. Sich auf dieses Unbekannte einzulassen, erfordert Beherztheit und einigen Mut. Doch das Hinabsteigen in die eigene Tiefe und ihr Ergründen erdet uns, lässt uns authentischer, natürlicher und lustvoller werden. Wir wissen nun um unsere Bedürfnisse und kennen unsere Grenzen. Das macht uns stark, konflikt- und durchsetzungsfähig mit Ecken und Kanten. Und es befähigt uns, unseren persönlichen Raum im Innen und Außen ohne schlechtes Gewissen und ohne Schuldgefühle zurückzuholen und neu zu besetzen. Denn das Oben und Unten miteinander zu verbinden, schafft eine Ganzheit, ein Sich-vollständig-Fühlen.

Es ist ein Hand-in-Hand-Gehen von Verstand und Intuition, Sexualität und Spiritualität, das im Handeln und Tun Hingabe entstehen lässt.

In den von mir begleiteten Inneren Körperreisen berichten Frauen mit Myomen häufig, dass sie ihre Gebärmutter als abgespalten, verlassen und nicht beachtet erleben. Sie spüren sie verformt, belagert, besetzt oder kalt und verkrampft und nehmen oftmals einen modrigen oder abgestandenen Geruch wahr. Und sie fühlen sich in ihrem Schoßraum, der viel mehr umfasst als die Gebärmutter, oft fremd, allein, ängstlich, manchmal beengt und verunsichert.

Dem gegenüber werden gesunde Gebärmütter in den Visualisierungen meist als stark und mächtig, manchmal auch als heilig beschrieben, die wie eine Kirche oder Kathedrale, ein Tempel, ein Gefäß, eine Höhle, erscheinen oder sich als besonderer Platz in der Natur oder als Kuschelort mit rotem Samt darstellen. Sie riechen süßlich, oft nach Sex oder Blut und fühlen sich feucht, warm und weich an. Es ist ein innerer Ort, an dem sich die Besucherin entspannt, heimelig, geschützt und wohlig geborgen fühlt.

Lebensthemen von Frauen mit Myomen

Im Selbstheilungsprozess zeigen sich in Verbindung mit Myomen ganz bestimmte Lebensthemen, wie auch Heilungsansätze:

Sich mehr Raum nehmen

Der Gebärmutterraum ist unser innerstes weibliches Zentrum, das durch das Myom beengt wird. In den Visualisierungen tritt häufig der Wunsch nach Reinigen, frischer Luft und frischer Energie zutage, nach Entrümpeln, Entmüllen, und den Raum von Belastungen freizuräumen.

Sobald wir selbst wieder in unseren ureigenen Raum einziehen können, ermächtigen wir uns, auch im Außen wieder Raum einzunehmen. Das kann ein eigenes Zimmer sein, die Umgestaltung eines Raums oder das Aufstellen eines Heilungsaltars. Es kann sich aber auch um das Raumfordern in Form von Zeit handeln: Zeit für uns selbst, für das, was uns Freude macht, uns mit Lust erfüllt und unsere Energien auftankt.

Grenzen hinterfragen und Glaubenssätze über Bord werfen

Ein Myom verändert die inneren Grenzen und fordert damit auf, die eigenen Begrenzungen, die uns von außen durch kulturell und familiär geprägte Vorschriften diktiert werden, zu hinterfragen, dabei ganz bewusst unser Unwohlsein wahrzunehmen, die Überforderung zu erkennen und Hilfe anzunehmen. Auch das NEINsagen zu üben und alte Glaubenssätze loszulassen gehört dazu.

Persönliche und kollektive Denkmuster und Glaubenssätze sind Teile des eigenen Wertesystems und wirken stark auf unser körperliches und emotionales Empfinden.

Denn: So, wie ich über mich als Frau denke, so fühle ich mich auch.

Typische kollektive Glaubenssätze sind:

- Frausein ist eine Bürde.
- Es darf mir nicht besser gehen als meiner Mutter, die hatte auch Probleme im Unterleib.
- Die Regel ist ekelig und lästig.
- Die starke Blutung ermöglicht mir, dass ich zwei Tage für mich sein kann.
- Kinderkriegen ist ein Nachteil für Frauen.
- Ich muss lieb sein und es allen recht machen, sonst werde ich nicht geliebt.

Welche Denkmuster und Wertvorstellungen fallen Ihnen zu Ihrem Frausein ein?

Es gibt kaum etwas, das nur Nachteile hat. Wenn Sie sich fragen, welche Vorteile Ihre Beschwerden haben, kann Ihnen das dabei helfen, Ihren sogenannten Krankheitsgewinn und somit Ihre Glaubenssätze zu erkennen.

Selbstheilung beginnt mit Abschied und Trauer. Fragen Sie sich, was Sie für Ihre Heilung loslassen, verabschieden, beenden müssten, und finden Sie einen ersten kleinen, konkreten Schritt.

Ahninnen und Familiengeschichte

Oft haben Frauen, deren Mütter bereits Myome hatten, selbst Myome. Neben der genetischen Komponente kann ein Myom auch energetisch beeinflusst sein, indem durch die Mutter oder eine Ahnin eine belastende Geschichte aus der weiblichen Linie weitergetragen wird. Hier kann ein Ablöseritual helfen.

Männer, Missbrauch und Gewalt

Während der Selbstheilungsarbeit werden negative körperliche Erlebnisse, wie männliche Übergriffe, Verletzungen und unangenehme sexuelle Erfahrungen erneut erinnert. Als Teil des Heilungsprozesses wird das Erlebte noch einmal wahrgenommen, um die darin liegenden negativen Energien aus der Gebärmutter zu verabschieden.

Geerdet werden und zu den Wurzeln zurückkehren

Die Gebärmutter ist unter dem Aspekt der Fruchtbarkeit eng mit der Erde verbunden. Das Bedürfnis, mit der Erde in Berührung zu kommen – beispielsweise zu graben, Gemüse anzubauen, Wildkräuter zu sammeln, mit Ton zu arbeiten, sich in die Wiese zu legen, die Verbindung zur Natur zu pflegen oder einen Kraftplatz zu suchen –, zeigt sich in den inneren Bildern der Visualisierungsarbeit oft als ein Heilungsschritt.

Probleme mit der eigenen Weiblichkeit

Myome können auch für ein generelles Problem mit dem Frausein stehen, wenn Frauen ihr weibliches Potenzial, wie etwa die Blutung oder die Schwangerschaft, ablehnen, mit ihrem Körper hadern, sich für ihn schämen und keine oder eine negative Verbindung zu ihrer Gebärmutter pflegen. Manchmal stellt sich auch heraus, dass eine Frau eigentlich ein Bub sein sollte, sich deshalb stark an männlichen Werten orientiert und das Frausein als mühsam und nachteilig empfindet.

Kinderwunsch

In der Methode Wildwuchs® steht die Gebärmutter für ein »In-sich-Wachsenlassen«. Das kann ein Kind sein, aber auch eine kreative Tätigkeit oder ein Projekt, in dem sich etwas Neues entfaltet. Wenn dieses schöpferische Potenzial über lange Zeit nicht gelebt wird und ungenutzt bleibt, gleicht die Gebärmutter dies aus, indem sie anderes zum Wachsen bringt, wie zum Beispiel ein Myom.

Eine Schwangerschaft, bei der Myome bis zu einer gewissen Größe kein Hindernis darstellen, kann auch als ein Ausleben des schöpferischen Potenzials verstanden werden und somit zur Heilung beitragen.

Die Erfahrung zeigt, dass Myome tatsächlich oft mit unerfülltem Kinderwunsch einhergehen, wobei hier weder ein ursächlicher noch ein kausaler Zusammenhang bestehen muss. Denn bei einem unerfüllten Kinderwunsch spielen viele unterschiedliche Faktoren eine Rolle.

Ein wichtiger Aspekt ist, sich loszulösen von dem oft enormen Druck, der vom familiären und gesellschaftlichen Umfeld ausgeübt wird. Kulturell geprägte Glaubenssätze wie »Eine Frau ohne Kinder ist keine richtige Frau« sowie überhöhte Ansprüche und Rollenkonflikte spielen dabei ebenfalls eine große Rolle. Frauen wollen ihre berufliche Entwicklung und Unabhängigkeit nicht aufgeben und möchten gleichzeitig ihre Mutterrolle perfekt ausüben. Das erzeugt Überforderung, Ängste und immense innere Anspannung, die einer Empfängnis nicht zuträglich sind.

Wenn ich Frauen dabei begleite, ihr Kinderwunschthema für sich in sich zu klären und heilsame Schritte zu finden, dann bedeutet das nicht zwangsläufig eine Schwangerschaft. Schätzungsweise wird ein Drittel der Frauen nach der Beratung und den umgesetzten Selbstheilungsschritten schwanger, ein Drittel wird nicht schwanger und ein weiteres Drittel muss zuvor noch andere Bedürfnisse für sich klären. Beispielsweise, wenn sich das kleine Mädchen in uns mit seiner Bedürftigkeit meldet und nachgenährt werden muss. Oder wenn das Umfeld, die Beziehung oder die Lebenssituation einfach noch nicht passt, sich nicht sicher genug anfühlt, um sich entspannt auf eine Schwangerschaft einlassen zu können.

In diesen Situationen der Weisheit der Gebärmutter zuzuhören, kann immer wieder zu erstaunlichen Erkenntnissen führen.

Frauen, die sich auf einen Selbstheilungsprozess einlassen und in der Tiefenentspannung ihren Unterleib erkunden, entdecken dabei ihr weibliches Potenzial. Selbstheilung kann Frauen in eigenmächtige, lustvolle »Weiber« verwandeln, die mit sich und ihren weiblichen Kräften verbunden sind und intuitiv aus dem magischen Kessel der Gebärmutter schöpfen. Die Verbundenheit mit der Gebärmutter ist dabei die Basis, die an sich schon heilsam und sehr stärkend ist.

Was Sie selbst tun können: Visualisierungen und Anwendungen bei Myomen

Die Visualisierung kann ein unterstützendes Werkzeug sein, um das Myom zu erkunden und damit einen heilsamen Prozess einzuleiten und diesen aktiv und eigenmächtig zu gestalten. Das beruhigt den Geist, reduziert emotionalen Stress und trägt dazu bei, das hormonelle Gleichgewicht wieder herzustellen. Dies wiederum vermindert indirekt das Myom-Wachstum. Denn unsere Vorstellungskraft und unsere Selbstwirksamkeitserwartung haben die gleiche Wirkung wie reale Bilder und Handlungen.

Grundsätzlich können Sie die Visualisierungen gut alleine durchführen. Wenn Sie sich jedoch unsicher sind, sich nicht gut entspannen oder konzentrieren können oder gerne einen Austausch haben möchten, sollten Sie sich professionell begleiten lassen. Denn wenn fachliche Begleitung den Rahmen der Visualisierungs hält, ist eine tiefere Arbeit möglich.

Erkunden Sie Ihre Gebärmutter und erspüren Sie, was sie braucht

Legen Sie sich hin, entspannen Sie sich und reisen Sie mit dem Atem durch alle Körperteile, beginnend an den Füßen bis zum Kopf.
Stellen Sie sich dann vor, Sie reisen über Ihre Vagina zur Gebärmutter hin oder in die Gebärmutter hinein.
Lassen Sie sich dabei Zeit und gehen Sie nur so weit, wie es Ihnen angenehm ist.
Sie können Ihre Gebärmutter auch von außen über den Bauch erkunden.
Nehmen Sie dabei alles wahr, was Sie sehen, hören, riechen und erspüren können.

Wenn Sie möchten, können Sie das Gewebe mit Ihren Händen berühren und spüren, ob es hart oder weich, feucht oder trocken, warm oder kalt ist.
Vielleicht nehmen Sie auch das Myom oder die Myome wahr und möchten diese erkunden.
Fragen Sie Ihre Gebärmutter, was sie braucht und was ihr fehlt.
Wenn Sie eine Antwort erhalten, überlegen Sie, ob und wie Sie Ihrer Gebärmutter das geben können, was sie braucht, und integrieren Sie es in Ihren Alltag.

Ein Beispiel aus der Praxis:

Eva nimmt ihre Gebärmutter als sehr eng, dunkel, verkrampft und »zugemüllt« wahr. Sie erscheint ihr zusammengezogen und angespannt. Ihre Eileiter sind wie gefesselt und fühlen sich heiß an. Eva hört Wutschreie. »Eng dich nicht so ein!« hört sie innerlich rufen.

Sie findet ihren gangbaren Heilungsschritt, indem sie täglich mehrmals tief in ihren Unterbauch atmet und sich erlaubt, einen halben Tag in der Woche nur für sich zu haben.

Das Entspannungsbad für Ihre Gebärmutter

Stellen Sie sich vor, wie Sie dem Myom mit positiver Energie, Wärme und Licht begegnen. So können Ängste und Spannungen abgebaut werden, die häufig mit der Myom-Diagnose verbunden sind.
Legen Sie sich bequem auf den Rücken. Reiben Sie Ihre Hände und bitten Sie um heilendes Licht darin.
Dann legen Sie Ihre Hände sanft auf den Unterbauch.
Stellen Sie sich vor, Ihre Hände haben Augen und sehen in den Unterbauch hinein.
Visualisieren Sie Ihre Gebärmutter als eine friedliche, ruhige Umgebung, vielleicht wie einen kleinen See oder einen Garten.

Die Myome befinden sich in dieser Landschaft, stören aber nicht. Stellen Sie sich nun vor, wie ein warmes, beruhigendes Heilwasser die Myome umspült, sie mit positiver Energie versorgt und alles, was nicht mehr benötigt wird, sanft und behutsam wegwäscht.

Visualisieren Sie, wie die Myome weicher werden, sich langsam auflösen und vom Körper abtransportiert werden.

Das vaginale Dampfbad

Tiefe Entspannung und heilsames Einwirken können Sie auch mit einem ganz einfachen Dampfbad zu Hause erreichen.

Geben Sie 1 gehäuften EL Kräuter in 1 Liter Wasser und lassen Sie es kurz aufkochen. Ich empfehle eine Kräutermischung aus jeweils einem Drittel Frauenmantel, Schafgarbe und Lavendel. Wenn Sie zu Krämpfen neigen, verwenden Sie statt Lavendel Gänsefingerkraut. Wenn Sie das Bedürfnis nach Reinigung haben, ist Salbei die erste Wahl. Stellen Sie Ihre persönliche Heilmischung zusammen.

Anschließend stellen Sie den Topf am besten in die Toilette und setzen sich vorsichtig darauf. Achten Sie darauf, dass Sie kaltes Wasser parat haben, um die für Sie angenehmste Temperatur herzustellen. Wickeln Sie sich in eine Decke ein, legen Sie sich ein Kissen oder Polster in den Rücken und machen Sie Ihre Toilette zu einem Thron. Auch Ihre Lieblingsmusik und ein besonderer Duft können helfen.

Bleiben Sie circa 15 bis 20 Minuten sitzen und atmen Sie durch Ihre Vagina tief in die Gebärmutter ein. Stellen Sie sich dabei vor, wie alles entspannt, weich wird und zum Fließen kommt. Danach legen Sie sich hin und ruhen aus. Ein von mir angeleitetes Video dazu finden Sie auf YouTube[14].

Gebärmütter mögen generell Zuwendung, Ruhe, Wärme und Entspannung. Mit einfachen praktischen Übungen und einem respektvollen, gesundheitsfördernden Umgang mit der Gebärmutter beschäftigt sich mein Buch *Die »glückliche« Gebärmutter*.

Kommen Sie mit Ihrem Myom ins Gespräch

Betrachten Sie Ihr Myom nicht als feindlichen Eindringling, sondern versuchen Sie stattdessen, eine andere Perspektive einzunehmen. Visualisieren Sie das Myom als einen Teil Ihres Körpers, der Ihre Aufmerksamkeit benötigt. Es ist zu Ihnen gekommen, um Ihnen etwas mitzuteilen. Das kann sich mitunter im Nachhinein als sehr hilfreich für Ihre weitere Entwicklung als Frau herausstellen. Sehen Sie das Myom als »gute Freundin«, um es besser zu verstehen – ganz im Sinne von: »Wenn du wirklich etwas von einem Myom verstehen willst, dann musst du ein Myom sein.«

Schreiben Sie alle Fragen auf, die Sie an Ihr Myom haben:

- Wer bist du?
- Wie siehst du aus?
- Wie beschreibst du dich selbst?
- Wodurch bist du entstanden?
- Was ist deine Aufgabe, deine Bedeutung?
- Hast du eine Botschaft für mich?
- Hast du einen Wunsch?
- Was brauchst du, um aufzuhören zu wachsen oder um kleiner zu werden?
- Gibt es noch etwas Wichtiges, das du mir mitteilen möchtest?

Den Zettel mit den Fragen geben Sie der Person, die Sie als Interviewpartnerin ausgewählt haben und der Sie vertrauen.
Anschließend malen Sie ein Bild von Ihrem Myom, so wie Sie es sich vorstellen.

Legen Sie die Zeichnung auf den Boden oder auf einen Stuhl und setzen Sie sich darauf.
Atmen Sie tief ein und schlüpfen Sie beim Ausatmen wie eine Schauspielerin in die Rolle des Myoms.
Nun sind Sie das Myom und Ihre Interviewpartnerin stellt Ihnen die Fragen, auf die Sie als Myom antworten. Ihre Interviewpartnerin notiert Ihre Antworten.
Nachdem alle Fragen beantwortet sind, bedankt sich die Interviewerin bei Ihnen als Myom.
Mit einem tiefen Atemzug schlüpfen Sie wieder aus der Rolle des Myoms.
Stehen Sie nun auf und streifen Sie sich mit den Händen ab oder schütteln Sie sich ein wenig aus.
Danach lesen Sie die notierten Antworten und achten dabei auf mögliche konkrete Handlungsschritte.

Ein Beispiel aus der Praxis :

Aussehen: *Ich bin ganz porös innen, bin so groß wie ein Gehirn.*
Aufgabe: *Alles zu wissen und alles in Erinnerung zu behalten. Ich bin das Glied zu allem.*
Was bist du? *Eine Ansammlung von Unverdautem.*
Wozu bist du da? *Ich muss das Unverdaute zerkauen. Da sind viele Enttäuschungen darin, die seit langer Zeit belasten.*
Was kann ich für dich und für die Heilung tun? *Nur streicheln, nur sanft streicheln, mehr auf den Körper hören.*
Was ist noch wichtig? *Mich selbst mehr ins Zentrum stellen, mich pflegen, hegen, vorsichtig sein, und keine weiteren Belastungen zulassen.*

Mögliche Handlungsschritte: Täglich den Unterbauch streicheln, Zeiten nur für mich selbst im Alltag einplanen, um mich besser zu spüren, und meine Bedürfnisse wahrnehmen und sie ernst nehmen, Grenzen setzen, um Belastungen zu meiden.

Visualisieren Sie ein Bild von sich als heiler gesunder Frau

Gehen Sie in die Entspannung und lassen Sie ein Bild von sich als gesunder Frau in sich aufsteigen. Stellen Sie sich dieses Bild einen Monat lang täglich vor. Alternativ können Sie dieses Bild malen und es täglich anschauen. Denn »die Energie folgt der Aufmerksamkeit« und damit erlauben Sie dem Gesunden, sich zu stärken und sich in Ihnen auszubreiten.

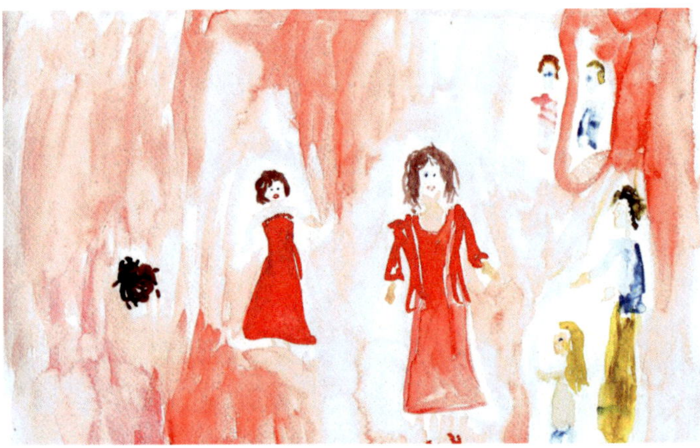

Abb. 18: Klientinnenbild zur Heilungsvisualisierung

Ein anderes Beispiel aus der Praxis:

Ich stehe nackt und aufrecht da, ein Lächeln im Gesicht, und spüre meinen Unterleib voller Lebendigkeit, als wäre er ein richtig wilder Kräuterblumengarten, gefüllt mit Blumen und Kräutern. Ich kann die Kräuter richtig schmecken.

Die weise Alte und der erste Heilungsschritt

Legen Sie sich hin und gehen Sie in eine tiefe Entspannung, indem Sie mit dem Atem durch den Körper reisen.
Stellen Sie sich dann einen Ort vor, an dem Sie sich ganz wohlfühlen. Erkunden Sie diesen Ort mit all Ihren Sinnen.
Von diesem Ort aus sehen Sie einen Berg. Sie gehen dorthin. Der Berg hat einen Eingang, der Sie tief in eine Höhle führt.
Dort treffen Sie auf die weise alte Frau, Ihre innere Beraterin.
Nehmen Sie Kontakt mit ihr auf und teilen Sie Ihr Anliegen mit.
Die Frau führt Sie zu einem See im Inneren des Berges.
Betrachten Sie den See, seine Farbe, Größe, Tiefe und Klarheit.
Nun streicht die Frau mit ihren Händen über den See, wodurch ein Bild von Ihrem ersten konkreten Heilungsschritt entsteht.
Betrachten Sie dieses Bild genau.
Wenn Sie möchten, steigen Sie in das Bild hinein und nehmen Sie wahr, was von innen heraus passiert.
Atmen Sie das Bild nun mit einem tiefen Atemzug in sich ein, bevor die Frau es wegwischt.
Gehen Sie dann mit ihr zurück in die Höhle.
Dort verabschieden Sie sich von ihr und erhalten ein Geschenk, das Ihnen dabei hilft, diesen Schritt im Alltag umzusetzen.
Über den sicheren Ort gelangen Sie langsam wieder in Ihr Alltagsbewusstsein zurück.
Überlegen Sie, wie Sie den ersten Heilungsschritt in Ihrem Alltag umsetzen möchten. Besorgen Sie sich das symbolische Geschenk und tragen Sie es eine Zeit lang bei sich.

Ein Beispiel aus der Praxis:

Ich stehe in einer Höhle, die Arme ausgestreckt und drehe mich, weite mich aus, nehme den ganzen Raum ein ... Das Runde ist die Heilung. Das Geschenk ist ein kleiner goldener Kelch.

Myombedingte Beschwerden

Myome verursachen hauptsächlich Menstruationsbeschwerden, starke Blutungen und Druckbeschwerden, weil das Myom ab einer gewissen Größe auf andere Organe drückt.

Starke Blutungen

Starke Regelblutungen können den Alltag stark beeinträchtigen und zu einem Eisenmangel führen.

Zur Unterstützung bei Menstruationsbeschwerden werden traditionell bestimmte Heilkräuter eingesetzt. Dazu gehören:

- Hirtentäschel, das blutstillend und zusammenziehend wirkt
- Schafgarbe, die krampflösend ist und die Blutung abschwächen kann
- Himbeerblätter, die die Gebärmuttermuskulatur stärken
- Frauenmantel, der den weiblichen Zyklus zu regulieren hilft.

Meine Empfehlung: Bereiten Sie Schafgarbe, Frauenmantel und Hirtentäschel zu je einem Drittel als Essenz oder als Tee zu und nehmen Sie in einer dreiwöchigen Kur oder eine Woche vor und während der Blutung täglich 3 Tassen Tee oder 3-mal 10 Tropfen Essenz in lauwarmem Wasser oder Tee zu sich.

Die Getränke sollten nur lauwarm getrunken werden – nicht heiß! Und nehmen Sie keine heißen Bäder. Machen Sie sich stattdessen kalte Wickel auf Waden und Innenschenkel, ruhen Sie viel, die Füße hochgelagert. Visualisieren Sie dabei, wie die Vagina beginnt, sich ein wenig zu verschließen und der Blutfluss geringer wird.

Wichtig zu beachten: Da starke Blutungen verschiedene Ursachen haben können, ist es zwingend erforderlich, die genaue Ursache durch eine Ärztin abklären zu lassen. Auf keinen Fall sollten Sie Symptome wie starke Müdigkeit, Schwindel oder Blässe ignorieren, da dies Anzeichen für eine Blutarmut sein können, die medizinisch behandelt werden muss!

Druckbeschwerden

Eine Wärmflasche, Rizinusölpackungen oder ein warmes Bad können Krämpfe lindern und entspannend wirken. Sanfte Bewegung wie Yoga, Zärtlichkeit und sexuelle Aktivitäten oder auch Nordic Walking können die Durchblutung fördern und das Wohlbefinden steigern.

Weitere Faktoren, die eine wichtige Rolle spielen

Ernährung

Durch den Blutverlust geht viel Eisen verloren. Achten Sie deshalb auf eine eisenreiche Ernährung mit Hülsenfrüchten, grünem Blattgemüse wie Spinat und Vollkornprodukten, um einem Eisenmangel vorzubeugen. Gegebenenfalls kann auch die Einnahme von Eisenpräparaten in Absprache mit einer Ärztin sinnvoll sein.

Auch bei Myomen spielt die Ernährung eine nicht unerhebliche Rolle. Einige Lebensmittel stehen im Verdacht, das Wachstum von Myomen zu begünstigen.

Verzichten Sie deshalb möglichst weitgehend auf rotes Fleisch, Alkohol, Zucker und Weißmehl. Ein Mangel an Vitamin D wird ebenfalls als möglicher Faktor für die Myombildung diskutiert.

Umweltfaktoren

Ein Ungleichgewicht der Hormone, bei dem das Östrogen im Verhältnis zu Progesteron zu hoch ist – eine sogenannte Östrogendominanz – kann die Bildung von Myomen begünstigen und das Wachstum bestehender Myome fördern.

Insbesondere Umweltgifte in Lebensmitteln (z. B. Östrogene in tierischen Lebensmitteln, Pestizide, Insektizide usw.), in Kosmetikprodukten oder in Kunststoffen (Xenoöstrogene, Phthalate u. v. m.) können das sensible hormonelle Gleichgewicht durcheinanderbringen und das Myomwachstum fördern. Deshalb sollten Sie möglichst auf nachhaltig angebaute, nicht vorverarbeitete Lebensmittel und auf biozertifizierte Kosmetikprodukte sowie auf Reinigungsmittel und Verpackungen zurückgreifen, die ohne den Hormonhaushalt belastende chemische Zusätze auskommen.

Lebensführung

Fettgewebe, insbesondere Bauchfett, ist in der Lage, selbst Östrogen zu produzieren, wodurch eine Östrogendominanz begünstigt werden kann. Auch die Leber spielt eine entscheidende Rolle beim Abbau von überschüssigem Östrogen. Eine überlastete oder geschwächte Leberfunktion, beispielsweise durch Alkohol oder Umweltgifte, kann dazu führen, dass weniger Östrogen abgebaut wird.

Stärken Sie Ihre Leber mit Bitterstoffen, wie sie in Chicorée, Rucola oder Radicchio enthalten sind. Essen Sie kleine Portionen von hoher Qualität und nicht zu spät am Abend.

Langanhaltender Stress oder Dauerstress führt zu einer erhöhten Produktion des Stresshormons Cortisol, was zu einem Östrogenüberschuss führen kann.

Achten Sie auf Ihre Grenzen, seien Sie weniger Perfektionistin und üben Sie sich in Gelassenheit.

Einige Studien weisen auf einen möglichen Zusammenhang zwischen mangelnder körperlicher Aktivität und dem Auftreten von Myomen hin.

Ich möchte noch einmal betonen, dass die genauen Ursachen für die Entstehung von Myomen noch nicht vollständig geklärt sind. Neben Ernährungs- und Umweltfaktoren spielen auch kulturelle, genetische sowie persönliche Faktoren eine bedeutende Rolle. Interessant ist in diesem Zusammenhang, dass im asiatischen Raum Myome weit weniger häufig auftreten.

Myome bilden sich hauptsächlich während der fruchtbaren Phase und stellen ihr Wachstum in den Wechseljahren fast immer ein bzw. bilden sich zurück. Grund dafür ist vor allem der sinkende Östrogenspiegel. Das ist eine gute Nachricht. Denn wenn Myome keine größeren Beschwerden verursachen, können sie als Teil des Körpers einfach bleiben.

Myome und OPs

Holen Sie sich vor jeder OP immer eine Zweitmeinung ein! Insbesondere, wenn Ihre Behandlerin über Belegbetten in einer Klinik verfügt. Oft wird einfach noch immer vorschnell zu einer OP geraten. Meine Erfahrung aus der Beratung zeigt, dass ganzheitlich ausgerichtete Gynäkologinnen viel häufiger erst einmal andere Therapieoptionen in Betracht ziehen. So können schon durch einen Arztwechsel nicht notwendige Myom-Operationen vermieden werden. Nehmen Sie außerdem Ihr Recht auf ein ausführliches Beratungsgespräch in Anspruch!

Visualisierungen zur Vorbereitung auf eine Operation

Wenn Sie sich für eine Operation entschieden haben, bereiten Sie sich gut darauf vor, sodass Sie mit einem guten Gefühl ins Krankenhaus gehen können. Führen Sie mit der operierenden Person vorher ein ausführliches, vertrauensbildendes Gespräch. Trauen Sie sich dabei alles, was Ihnen wichtig ist, zu fragen!

Die nachfolgende Visualisierung ist ein Werkzeug, mit dem Sie Ihre innere Sicherheit und Ihr Vertrauen stärken können. Beginnen Sie damit am besten schon mindestens drei Wochen vor der Operation. Die Hirnforschung zeigt, dass es in etwa so lange dauert, bis sich neue Bilder im Gehirn festigen.

Visualisierung »Die innere Sicherheit stärken«

Legen Sie sich hin, schließen Sie die Augen und atmen Sie ganz bewusst in alle Teile Ihres Körpers ...
von den Füßen bis zum Kopf.
Wenn Sie richtig entspannt sind, stellen Sie sich einen Ort vor, an dem Sie sich ganz wohlfühlen. Erkunden Sie diesen Ort mit all Ihren Sinnen.
Was sehen, riechen und hören Sie?
Können Sie den Boden gut spüren? Welche Stimmung herrscht dort und was möchten Sie am liebsten tun?
Malen Sie sich diesen sicheren Ort möglichst fantasievoll aus. Wenn sich etwas nicht sicher anfühlt, machen Sie es für sich sicher – mit einer Grenze, einer Mauer, einem Wächter oder indem Sie das entfernen, was dort nicht hingehört.
Malen Sie diesen Ort auf Ihre ganz persönliche Art und Weise und hängen Sie das Bild an einen Platz, an dem Sie es jeden Tag anschauen können. Finden Sie dabei eine körperliche Bewegung, die diese Sicherheit auch in Ihrem Körper verankert.

Schauen Sie sich täglich das Bild an und führen Sie diese Bewegung aus. Bild und Bewegung bauen Ihre innere Sicherheit auf. Sie können das Bild auch mit ins Krankenhaus nehmen und sich direkt vor der Operation mit geschlossenen Augen an diesen imaginären Ort »beamen«.
Das kann Ihnen die Angst nehmen, Sie entspannen und Ihre innere Sicherheit fördern.

Visualisierung »Vertrauen«

Legen Sie sich hin, schließen Sie die Augen und atmen Sie in alle Körperteile hinein ...
von den Füßen bis zum Kopf.
Streichen Sie dann ganz langsam mit Ihren Händen über den Körper und suchen Sie den Ort, an dem Sie Ihre Angst am stärksten spüren.
Lassen Sie Ihre Hand dort liegen und spüren Sie tief in diese Angst hinein.
Wie fühlt sie sich an?
Dann geben Sie diesem Angstfeld eine Farbe, zum Beispiel Rot.
Lassen Sie zu, dass sich dieses Rot dort weit ausbreitet, und nehmen Sie ihre Angst an.
Dann suchen Sie mit Ihrer anderen Hand das Vertrauen.
Wo spüren Sie das meiste Vertrauen in Ihrem Körper, wo fühlt es sich so richtig gut an?
Lassen Sie die zweite Hand genau dort liegen, spüren Sie ins Vertrauen hinein und geben Sie auch diesem eine Farbe, zum Beispiel Blau.
Im nächsten Schritt atmen Sie in das Blau hinein und schicken es mit dem Ausatmen zum Rot.
Lassen Sie das Blau mehr und mehr das Rot einhüllen, bis nur noch Blau übrig ist oder es sich in Violett verwandelt.

Machen Sie diese Visualisierung immer wieder, sobald Ihre Angst aufkommt. So bleiben Sie handlungsfähig und stärken Ihr Vertrauen.

Trauerarbeit nach dem Verlust der Gebärmutter

Wenn die Entfernung der Gebärmutter medizinisch unvermeidlich ist, beispielsweise weil die Myome zu große gesundheitliche Probleme verursachen, können Sie diesen Prozess heilsam gestalten. Die Erfahrung zeigt, dass Frauen, die vor der Operation einen Selbstheilungsprozess durchlaufen, sich leichter von ihrer Gebärmutter trennen können.

Ich empfehle ein Abschiedsritual, mit dem Sie bereits vor der Operation beginnen sollten. Denn ein bewusster Abschied erleichtert den anschließenden Heilungsprozess.

Abschiedsritual

Sie können dieses Ritual alleine oder mit einem lieben Menschen durchführen. Manchmal kann auch eine professionelle Begleitung angeraten sein.

Schaffen Sie einen würdigen Rahmen. Zum Beispiel mit Kerzen, Blumen oder Kräutern für Ihre Gebärmutter. Sie können auch Räucherwerk oder einen anderen angenehmen Duft verwenden. Im Vordergrund steht, die Gebärmutter noch einmal zu sehen und zu würdigen.

Verabschieden Sie sich so, als würden Sie eine Ihnen nahestehende, geliebte Person verabschieden.

Sie können ein Bild von Ihrer Gebärmutter malen oder sie sich einfach innerlich vorstellen. Gehen Sie in Kontakt mit ihr, indem Sie sie mit Ihrem Atem berühren, ihr zulächeln, die Hände auf den Unterbauch legen und versuchen, sie so gut wie möglich zu spüren.

Sagen Sie ihr dann alles, was Sie ihr noch sagen möchten.

Bedanken Sie sich für alles, was sie für Sie getan hat. Was sie Ihnen bedeutet hat. Vielleicht gibt es auch eine Geschichte zwischen Ihnen beiden, die Sie ihr erzählen möchten. Gehen Sie noch einmal ganz stark mit ihr in Verbindung und sprechen Sie alles aus, was Ihnen in den Sinn kommt.

Lassen Sie sich dabei Zeit. Manchmal geht es auch nur ums Atmen und Spüren.

Lassen Sie alle Gefühle zu, die kommen. Liebe, Trauer, Angst oder auch Wut.

Sagen Sie Ihrer Gebärmutter, was mit ihr passieren wird und dass Sie sich zwar körperlich, aber nicht energetisch trennen werden. Der Energieraum in Ihrem Unterbauch bleibt bestehen und kann auch nach der Operation wieder aktiviert werden.

Integration nach einer Hysterektomie

Nach einer Hysterektomie sollten Sie die ersten sechs Wochen nach der Operation zum Ausruhen, Entspannen und Kräftesammeln nutzen. Ähnlich wie im Wochenbett brauchen Sie jetzt eine Ruhe- und Regenerationszeit.

Bleiben Sie ganz bei sich, spüren Sie sich in Ihrem Körper und versuchen Sie, das Gefühl von Verlust Ihrem eigenen Rhythmus folgend anzunehmen. Sich dagegen zu wehren, kostet unnötig Energie. Erlauben Sie sich, traurig zu sein. Trauer ist heilsam.

Lassen Sie sich verwöhnen oder verwöhnen Sie sich selbst. Gut, wenn jemand in dieser Zeit für Sie da ist und Sie mit der Person darüber reden können, wie es Ihnen geht.

Sie können auch alles aufschreiben, was in Ihnen vorgeht. Ein Tagebuch kann dabei sehr unterstützend wirken.

Wenn Sie sich wieder gestärkt fühlen, können Sie mit der Integrationsarbeit beginnen. Setzen Sie sich mit den Veränderungen im Unterleib auseinander, um eine Möglichkeit zu finden, wie Sie gut damit leben können.

Der neue innere Raum

In Ihrem Unterleib ist ein freier Raum entstanden. Es fehlt nicht nur das Organ »Gebärmutter«, sondern auch die Halt gebenden Strukturen.

Manche Frauen haben gar kein Problem mit dem Verlust der Gebärmutter und sind vielleicht sogar erleichtert.

Wenn Sie den Verlust jedoch als sehr schmerzhaft erleben und eine große Leere oder ein Ausgehöhltsein in Ihrem Unterleib empfinden, kann es helfen, ein inneres Bild von einem weiblichen Raum mit klaren Konturen und geänderten Grenzen entstehen zu lassen. Dieses Bild kann Ihnen das Gefühl geben, dass die Energie der Gebärmutter dort gehalten wird und wieder spürbar ist.

Durch häufiges Visualisieren dieses inneren Bildes kann sich dieser neue Raum in Ihnen manifestieren.

Im nächsten Schritt gestalten Sie Ihren weiblichen Raum nach Ihren eigenen Bedürfnissen. Stellen Sie sich beispielsweise einen gemütlichen Sessel oder eine Couch, blühende Pflanzen, einen bestimmten Geruch, eine Melodie oder Ihre Lieblingsfarbe darin vor.

Manche Frauen bauen dadurch eine intensivere Beziehung zu ihrem Unterleib auf als vor der Operation.

Diese Integrationsarbeit ist ein Prozess, der Zeit, Geduld und stete Hinwendung erfordert.

In weiteren Schritten können die drei weiblichen Zentren – Gebärmutterraum, Herzraum und Gehirn (Hormonzentrale) – wieder miteinander in Verbindung gebracht werden, um die weibliche Mittelachse zu stärken. Dies können Sie über den Atem oder ein inneres Bild der Verbundenheit erreichen.

Nach einer Hysterektomie sollten Sie in jedem Fall mit einem intensiven Beckenbodentraining beginnen. Auch die Maya-Bauchmassage und die Gebärmutter-Wiederaufrichtung, die Sie selbst durchführen können, helfen dabei, den inneren Raum neu zu stabilisieren. Sehr wirksam kann auch die Therapeutische Frauenmassage sein.

Mut tut gut!

»Können Myome von selbst wieder *verschwinden?*« ist eine Frage, die mir sehr oft gestellt wird. Aus meiner Beratungspraxis kann ich sagen, dass sie zwar selten ganz von alleine verschwinden, sich aber sehr wohl zurückbilden bzw. aufhören können zu wachsen.

Der Weg der Heilung umfasst fast immer mehrere Ebenen: Dazu gehören die medizinische Behandlung, die Ernährung und die Lebensführung auf psychischer, emotionaler, geistiger und körperlicher Ebene.

Eine vollständige Selbstheilung ist eher selten, aber es ist tatsächlich viel mehr möglich, als wir oft glauben.

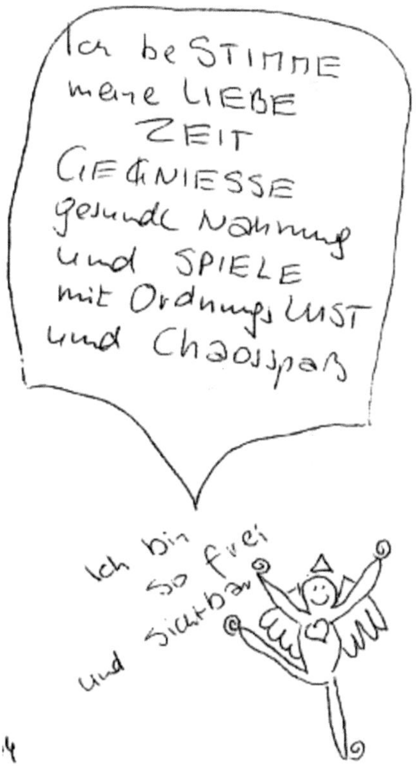

Abb. 19 – Kientinnenbild

Um die Selbstheilungskräfte zu aktivieren, braucht es meist einen »Anstoß« und Heilung kann auch als Ganzwerden verstanden werden. Viele Frauen fühlen sich deshalb nach einem Selbstheilungsprozess heiler und weiblicher, auch wenn das Myom bestehen bleibt.
Und Mut tut gut!

NEUROINTEGRATIVE MEDIZIN

Professorin Dr. med. Gerlinde Debus

Jedes Lebewesen hat die Fähigkeit zur Selbstregulation gestörter Körperfunktionen

Die NeuroIntegrative Medizin ist ein in Mitteleuropa noch recht junger Therapieansatz, der der Komplementärmedizin zuzuordnen ist. Interdisziplinär und methodenübergreifend werden darin alte und neue wissenschaftliche Erkenntnisse aus verschiedenen Fachbereichen wie der Anatomie, Physiologie, Pathologie, Neurologie, Molekularbiologie und Epigenetik miteinander verknüpft.

Entwickelt hat sich die NeuroIntegrative Medizin (NIM) aus dem Neurologischen Integrationssystem (NIS) nach dem neuseeländischen Arzt und Osteopathen Dr. Allen K. Phillips D.O., das das schulmedizinische Wissen mit dem Erfahrungswissen der Traditionellen Chinesischen Medizin über die Energieumläufe in unserem Körper und ihre biologische Heilkraft verbindet. Seit 2006 wird NIM in Deutschland gelehrt. In Bayern sind die Ausbildungskurse von der Bayerischen Landesärztekammer anerkannt.

Wie arbeitet die NeuroIntegrative Medizin (NIM)?

Die NeuroIntegrative Medizin arbeitet ausschließlich auf der Ebene der körpereigenen Intelligenz – des Körperwissens. Denn alle Körpersysteme sind über Nervenverbindungen eng mit dem Gehirn und untereinander vernetzt und kommunizieren permanent miteinander.

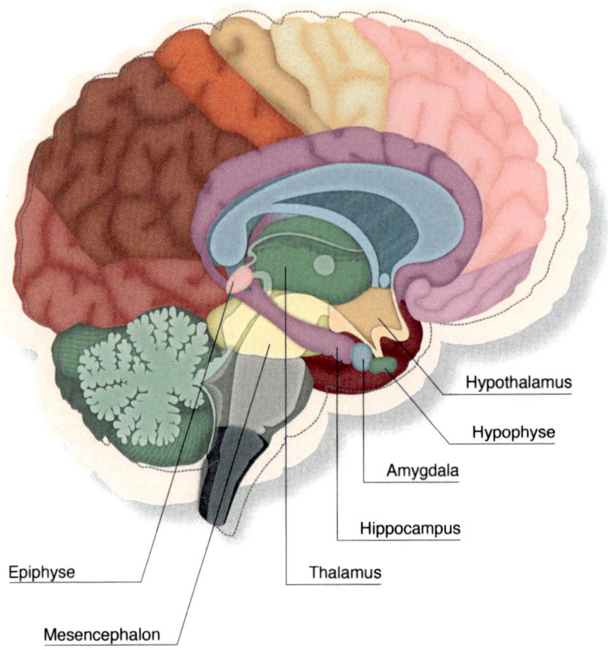

Abb. 20: Für die NIM-Behandlung wichtige Gehirnareale

Unser Körper weiß also in jedem Moment über alle seine Reaktionen und Vorgänge genau Bescheid.

Dieses Informationsnetzwerk nutzt die NeuroIntegrative Medizin diagnostisch, um die beschwerdeauslösenden Störungen in der Kommunikation von Organen, Gelenken und Geweben aufzuspüren und so eine aussagekräftige Diagnose zu stellen.

Die Grundlage dabei bildet die Annahme, dass der Körper zur Selbstheilung fähig ist und als therapeutischer Weg die missverständlichen Signale in dieser Kommunikation über die internen Verbindungen so umgestaltet werden können, dass der Körper sie wieder als »störungsfrei« interpretiert.

Damit eröffnen sich in der NeuroIntegrativen Medizin diagnostische und therapeutische Möglichkeiten für Beschwerden, die sich den Methoden der Schulmedizin entziehen und deshalb vielfach als psychosomatische Störungen eingestuft oder mit Verlegenheitsdiagnosen belegt werden.

Gearbeitet wird mit der Kraft der Berührung, die ganz gezielt eingesetzt wird, um über das Nervensystem mit dem Körpergeschehen zu interagieren. Auf diese Weise werden gesundheitsfördernde Informationen an die Körpersysteme weitergegeben, die uns wieder in Balance mit uns selbst und unserer Umwelt bringen. Denn gesundheitliche Beschwerden, ob auf körperlicher, emotionaler oder geistiger Ebene, entstehen meist aufgrund einer fehlerhaften Verarbeitung von »Reizen« aus der Umwelt. Und je nachdem, wie unser Nervensystem diese Reize verarbeitet und verschaltet, kann sich unser Organismus besser oder schlechter an die täglichen Herausforderungen anpassen.

Wie sieht der Ablauf einer Behandlung aus?

Informationskreise zwischen und innerhalb von Gehirn und Körper werden über Berührungen aktiviert. Zeigt sich, dass ein Informationskreis gestört ist, wird der Körper durch alternative oder zusätzliche Berührungen dazu angeregt, die Störung selbst zu korrigieren.

Befähigt wird unser Körper dazu durch sein dichtes Netz aus Informationswegen, die über elektrische, biochemische, magnetische, und viele andere komplizierteste Mechanismen miteinander in Verbindung stehen. Denn wenn das Gehirn Signale nur unvollständig empfängt oder die betroffenen Organe unverständliche Signale vom Gehirn erhalten, kommt es zu Missverständnissen, die die Funktionen von Organen, Muskeln und Gelenken beeinträchtigen können. Das schwächt die Anpassungsfähigkeit des Organismus an seine Umwelt und macht uns im schlimmsten Fall krank.

Diagnostik und Therapie sind in der NeuroIntegrativen Medizin unmittelbar miteinander verbunden. Es bedarf dazu keiner

Apparate und Medikamente. NIM-Therapeutinnen arbeiten ausschließlich manuell und setzen dabei auf die altersunabhängige Flexibilität und Anpassungsfähigkeit des menschlichen Gehirns. Die Behandlung ist deshalb äußerst schonend und kennt keine Nebenwirkungen.

Die neuroIntegrative Erstvorstellung beginnt mit einem ausführlichen Gespräch über Ihre Beschwerden, Ihre Krankheitsvorgeschichte und mögliche belastende Faktoren in Ihrem bisherigen Leben, um ein möglichst umfassendes Bild von Ihnen zu erhalten. Daraus entwickelt sich ein sehr differenziertes neurologisches Untersuchungs- und Behandlungskonzept.

Da die Berührung der feinste und sich am frühesten entwickelnde Sinn des Menschen ist, spielt die vorsichtige Berührung mit den Händen eine entscheidende Rolle. Über die Haut, die unser größtes Sinnesorgan ist, werden an bestimmten anatomisch definierten Körperpunkten gezielt Berührungsreize gesetzt und mittels eines Muskelfunktionstests (Armkrafttest oder Armlängentest, wie er in der Kinesiologie verwendet wird) die aufgerufenen Regelkreise des Körpers abgefragt. So ist die Gebärmutter beispielsweise sowohl in den hormonellen Regelkreis als auch in die direkte anatomische Verbindung mit Blase, Darm, Eierstöcken und Eileitern eingebunden.

Zeigt sich im Regelkreis der Gebärmutter eine Signalstörung, werden anschließend durch Berühren der entsprechenden Körperpunkte die Verknüpfungen »gereizt«, über die die missverständlichen Signale korrigiert werden können. Eine dieser Verknüpfungen ist die Hormonachse. Da die Gebärmutter als *das typisch weibliche Organ* der Ort vieler Gefühle sein kann, bestehen darüber hinaus Verbindungen zu den Arealen des Gehirns, wie dem Mandelkern oder dem Limbischen System, die für unsere Gefühle zuständig sind.

All das geschieht ausschließlich mithilfe von Berührungen.

Exakt nach diesem Ablauf werden nach und nach all diejenigen Verbindungen zwischen Körper und Gehirn aufgerufen, die für die Störung infrage kommen. So gelingt es, die für Ihre individuellen Beschwerden relevanten Signalstörungen sukzessive aufzuspüren und zu korrigieren.

Manchmal ist eine Veränderung bereits während der neuro-Integrativen Behandlung zu spüren. Gelegentlich können die Beschwerden vorübergehend auch stärker werden, was kein Grund zur Beunruhigung ist, sondern Ausdruck der Regulation, die Ihr Gehirn vornimmt.

Um in diesem komplexen Netzwerk aus Verbindungen, Kreisläufen und Interaktionen wirksame Behandlungsschritte entwickeln zu können, sind profundes medizinisches Fachwissen, eine langjährige praktische Erfahrung und eine gute Beobachtungsgabe unverzichtbare Voraussetzungen.

Die NeuroIntegrative Medizin kann für sich allein oder in Kombination mit anderen Therapien wie der Akupunktur oder der Homöopathie angewandt werden. Die Behandlung ist sicher, schmerzfrei und nicht-invasiv in der Anwendung, und eignet sich deshalb für Menschen jedes Alters mit akuten und chronischen Beschwerden.

Was kann NIM bei Myomen bewirken?

Im Vordergrund der neuroIntegrativen Behandlung von Myomen steht, die Beschwerden zu lindern. Eine exakte Diagnose von Myomen allein durch die NeuroIntegrative Medizin ist jedoch nicht möglich. Hier ist die Frauenärztin gefragt.

Um Blutungsstörungen, starke Blutungen oder Zwischenblutungen zu mildern, werden die Verknüpfungspunkte der Hormonachse (Hypothalamus, Hypophyse und Ovar) durch Berührung getestet. So lassen sich die angezeigten Störungen lokalisieren.

Gleichzeitig wird der Körper dadurch veranlasst, den gestörten Informationsfluss neu zu regulieren. Dabei können auch Körper- oder Gehirnareale miteinbezogen sein, die im weitesten Sinne mit Ängsten oder dem eigenen Selbstverständnis gekoppelt sind.

Auch frühere Traumata oder aktueller psychischer Stress können Auslöser für Funktionsstörungen der Gebärmutter, Blutungen, zyklusabhängige Menstruationsschmerzen, Schmerzen im kleinen Becken oder beim Geschlechtsverkehr sein. Manchmal werden derartige emotionale Problematiken erst während der Behandlung sichtbar. Sie bedürfen immer eines besonderen therapeutischen Einfühlungsvermögens, da sie nicht zwangsläufig bewusst sind.

Zeigen sich bei der NIM-Behandlung Störungen im Bereich der Gebärmutter, sollte unbedingt eine gynäkologische Untersuchung erfolgen.

Da sich die komplementäre Behandlung von Myomen in der NIM-Therapie darauf konzentriert, Ihre Beschwerden, seien es Blutungen oder Schmerzen, zu lindern, erwarten Sie bitte keine Wunder, was die Myome selbst betrifft. Kommt es infolge der Behandlung zu einer Verkleinerung der Myome, ist das ein positiver Begleiteffekt, aber nicht das primäre Ziel.

Alle Myome, die zu einer Anämie, also zu Blutarmut aufgrund starker Blutungen, führen, müssen medizinisch behandelt werden. Dazu gehören Myome, die in der Gebärmutterwand, oder die unter dem Endometrium, der »Innenhaut« der Gebärmutter, sitzen, und die größer als fünf Zentimeter sind, sowie gestielte Myome (s. Abb. 06, S. 26), die bei einer möglichen Drehung ihres Stiels nicht mehr ausreichend durchblutet werden können. Dieser Sauerstoffmangel im Gewebe führt zu starken Schmerzen.

In diesen Fällen ist die NIM-Behandlung nicht geeignet. Es liegen auch noch keine gesammelten Daten oder publizierten Erfahrungen über die Heilerfolge bei myombedingten Symptomen vor.

Die wichtigsten Fragen und Antworten auf einen Blick:

Können mit der NIM Myome diagnostiziert werden?
Eine gesicherte Diagnose von Myomen ist nicht möglich, aber Störungen in und an der Gebärmutter können diagnostiziert werden. Es sollte sich daran auch unbedingt eine gynäkologische Untersuchung anschließen, wenn die letzte Untersuchung schon länger zurückliegt.
Wie sieht der Ablauf einer Myombehandlung aus?
Der Ablauf der Behandlung unterscheidet sich nicht von der anderer Störungen. Der Körper selbst zeigt immer an, was er zur Linderung der Beschwerden braucht.
Worauf kommt es bei der Myombehandlung an?
Das Ziel ist ausschließlich die Beschwerdebesserung. Wenn die Myome sich dabei quasi »nebenbei« verkleinern, ist das ein positiver Effekt, der aber nicht vorausgesetzt werden kann.
Werden unterschiedliche Myome unterschiedlich behandelt?
Nein, denn die Behandlung konzentriert sich ausschließlich auf die durch die Myome verursachten Beschwerden, nicht auf die Myome an sich.
Wie sind die Heilungschancen?
Dazu gibt es leider bisher keine aussagekräftigen Daten.

Die Autorinnen

Professorin Dr. med. Gerlinde Debus ist Fachärztin für Gynäkologie mit den Schwerpunkten Operative Gynäkologie, Spezielle Geburtshilfe und Perinatalmedizin sowie Gynäko-Onkologie. Sie war 23 Jahre lang Chefärztin am Klinikum München-Neuperlach und bis 2017 Chefärztin der Frauenklinik im Helios Amper-Klinikum Dachau. Als außerplanmäßige Professorin lehrte sie an der Ludwig-Maximilians-Universität München und war viele Jahre Mitglied im Vorstand der Deutschen Gesellschaft für Gynäkologie und Geburtshilfe, der wissenschaftlichen Fachgesellschaft für Frauenheilkunde. Nach eigenen persönlichen Erfahrungen mit dem Neurologischen Integrationssystem im Jahr 2010 ließ sie sich zur NIS-Therapeutin ausbilden. Seit 2016 praktiziert sie neben ihrer frauenärztlichen Tätigkeit NeuroIntegrative Medizin in einer eigenen Praxis in München. Sie ist Mitglied im Ärzteverband NeuroIntegrative Medizin (ÄNIM).

Prof. Dr. med. Gerlinde Debus
Robert-Koch-Str. 20, 80538 München
Tel.: +49(0)89 21024893; info@prof-debus.de
www.prof-debus.de/neurointegrative-medizin/

Dr. med. Anja Maria Engelsing arbeitet als Frauenärztin mit Schwerpunkt Naturheilverfahren, speziell der Heilpflanzenkunde, in eigener Praxis in Bad Feilnbach bei München und ist Autorin zahlreicher Veröffentlichungen zur Phytotherapie. In ihrer Traumapraxis in Berlin bietet sie im Rahmen von Somatic Experiencing® nach Peter Levine und dem Verkörpern von Gefühlen gemäß der Integralen Somatischen Psychologie nach Raja Selvam, Einzelsitzungen und Workshops rund um das Thema Schwangerschafts- und Geburtstrauma an.

Dr. med. Anja Maria Engelsing
Kirchgasse 3, 83075 Bad Feilnbach
Tel.: +49(0)8064 9195; engelsing@wege-zum-heilsein.de
www.wege-zum-heilsein.de/

Mag. Dr. phil. Gabriele Pröll, ist Frauenforscherin, Autorin mehrerer Bücher und seit 25 Jahren in der Lebensberatung, Heilarbeit und Selbstheilungsberatung nach der Methode Wildwuchs® tätig und als Kräuterpädagogin und *Moon Mother* unterwegs. Für ihre Beratungspraxis hat sie eigene Elemente der Selbstheilungsarbeit in der Natur, Beratung im Gehen (Goaching®), Techniken zur Beziehungsklärung und -ablösung sowie zur Ursachenwandlung entwickelt und gestaltet Übergangszeremonien zur ersten Blutung (*Rote Feste*) und zu den Wechseljahren (*Lila Feste*).

Sie lebt und arbeitet seit sechs Jahren inmitten burgenländischer Natur und bietet hier Frauen begleiteten Heilurlaub in einer geborgenen, winterfesten Jurte auf einer Lichtung mitten im Wald.

Mag. Dr. phil. Gabriele Pröll
Lynkeusgasse 28, A-1130 Wien
Tel.: +43(0)69914703657; mail@gabrieleproell.at

Informationen und Visualisierungen zum Reinhören und downloaden:
pröll.info/produkt-kategorie/visualisierungen/

Hilfreiche Links und Adressen

Feministisches Frauen Gesundheitszentrum e. V. Berlin:
Myomberatung und Programmflyer: www.ffgz.de

FrauenGesundheitsZentrum FGZ München e. V.:
Beratungsinformationen, Programmflyer und Online-Kräuter-Wanderungen: www.fgz-muc.de/

Behandlung von Gebärmuttermyomen mit MRgFUS:
www.youtube.com/watch?v=Q5KwgD_F6TA

BQS Institut für Qualität & Patientensicherheit GmbH:
www.bqs.de

So läuft eine neurofunktionale Integration ab:
www.prof-debus.de/neurointegrative-medizin/nim-behandlung/

Neue S3-Leitlinien zur Diagnostik und Therapie von gutartigen (benignen) Erkrankungen der Gebärmutter:
https://register.awmf.org/de/leitlinien/detail/015-093

Sonata®-Methode: https://sonatabehandlung.de/

Acessa®-Methode:
https://gynsurgicalsolutions.com/treatment-options/acessa-laparoscopic-fibroid-ablation/

Quellenverzeichnis

1 Laqueur, Thoma: Auf den Leib geschrieben. Dtv, München, 1996; 80 ff.

2 Spannbauer, Christa: Das verqueere Begehren. Sind zwei Geschlechter genug? Diametric, Würzburg, 1998; 14 ff.

3 Munro, M.G et al.: FIGO Working Group on Menstrual Disorders. FIGO classification system (PALM-COEIN) for causes of abnormal uterine bleeding in non-gravid women of reproductive age. Int J Gynaecol Obstet 2011; 113: 3–13.

4 Neis, K.J.; Zubke, W.; Fehr, M.; Römer, T.; Tamussino, K.; Nothacker, M.: Clinical practice guideline: Hysterectomy for benign uterine disease. Dtsch Arztebl Int 2016; 113: 242–9.

5 Christopoulos, G.; Vlismas, A.; Salim, R.; Islam, R.; Trew, G.; Lavery, S.: Fibroids that do not distort the uterine cavity and IVF success rates: an observational study using extensive matching criteria. Observational Study BJOG. 2017 Mar; doi: 10.1111/1471-0528.14362. Epub 2016 Dec 5.

6 Neis, F.; Oettling, C.; Neis, K.: Uterus myomatosus – Diagnostik und Therapie insbesondere bei Kinderwunsch. Frauenheilkunde up2date 2020; 14: 579–595; Thieme 2020.

7 Lukes, A.; Green, M.A.: Three-Year Results of the SONATA Pivotal Trial of Trans cervical Fibroid Ablation for Symptomatic Uterine Myomata. J Gynecol Surg. 2020; 36:5, 228–233.

8 Juan, C.; Arjona Ferreira, J..; Migoya, E. und M.D.: Pharm. D. Myovant Sciences, Inc., Brisbane, California: Development of relugolix combination therapy as a medical treatment option for women with uterine fibroids or endometriosis. Fertil Steril Rep 2023; 4: 73–82.

9 Römer, T.; Bends, R.; Christoffel, L.; et al.: Behandlung von symptomatischen Myomen mit der transzervikalen ultraschallgesteuerten Radiofrequenzablation-Indikationen, Durchführung, Ergebnisse und Komplikationen – Expertenkonsensus 2020. Teil 2: Die transzervikale Radiofrequenzablation (TRFA) – Methode, Indikationen, Ergebnisse und Vergleich mit anderen Therapien. Frauenarzt. 2021; 162–168.

10 Lukes, A.; Green, MA.: Three-Year Results of the SONATA Pivotal Trial of Transcervical Fibroid Ablation for Symptomatic Uterine Myomata. J Gynecol Surg. 2020; 36:5, 228–233.

11 Lukes, A.; Green, MA.: Three-Year Results of the SONATA Pivotal Trial of Transcervical Fibroid Ablation for Symptomatic Uterine Myomata. J Gynecol Surg. 2020; 36:5, 228–233.

12 Akhatova, A.; Aimagambetova, G.; Bapayeva, G.; Laganà, AS.; Chiantera, V.; Oppelt, P.; Sarria-Santamera, A.; Terzic, M.: Reproductive and Obstetric Outcomes after UAE, HIFU, and TFA of Uterine Fibroids: Systematic Review and Meta-Analysis. Int. J. Environ. Res. Public Health 2023, 20, 4480.

13 Meden, Harald: Myome: Mit Vitamin D und Grüntee-Extrakt gegen Wachstum, Blutungen und Schmerzen vorgehen. Prof. Dr. med. Harald Meden, Gynäkologie + Geburtshilfe 2023; 28 (51).

14 Pröll, Gabriele: Frauendampfbad in der Natur. YouTube.com/watch?v=JR3E-TMdch4&t=8s

Sachregister

Kritische
frauenGesundheit

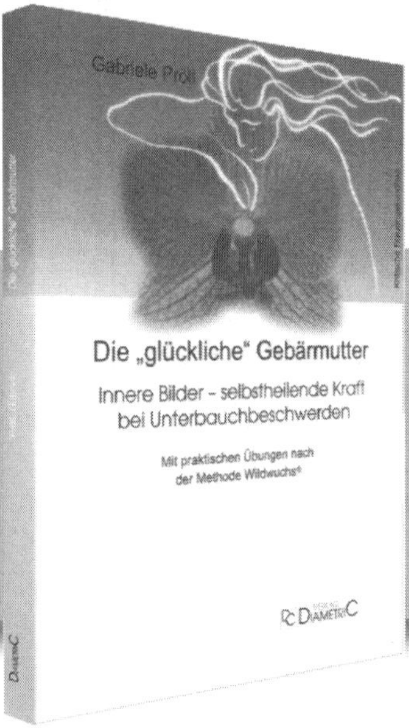

Gabriele Pröll

Die „glückliche" Gebärmutter
Innere Bilder – selbstheilende Kraft bei Unterbauchbeschwerden

Mit praktischen Übungen nach der Methode Wildwuchs®

Für Frauen, die nicht der Gynäkologie das Sich-Kümmern überlassen wollen.
reinlesen: www.diametric-verlag.de

Kart.; 192 S. m. Abb.,
Print 9783938580707
eBook 9783938580578

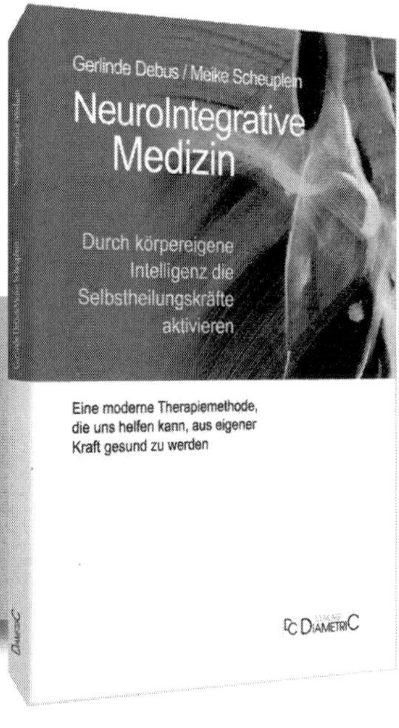

Gerlinde Debus &
Meike Scheuplein

NeuroIntegrative Medizin
Durch körpereigene Intelligenz die Selbstheilungskräfte aktivieren

Kart.; 3. Aufl. 2026
172 S. mit farb. Abb.
Buch 9783938580776 / € 25,90
eBook 9783938580912 / 17,00